「やらなきゃいけないのになんにも終わらなかった……」がなくなる本

作業療法士
菅原洋平

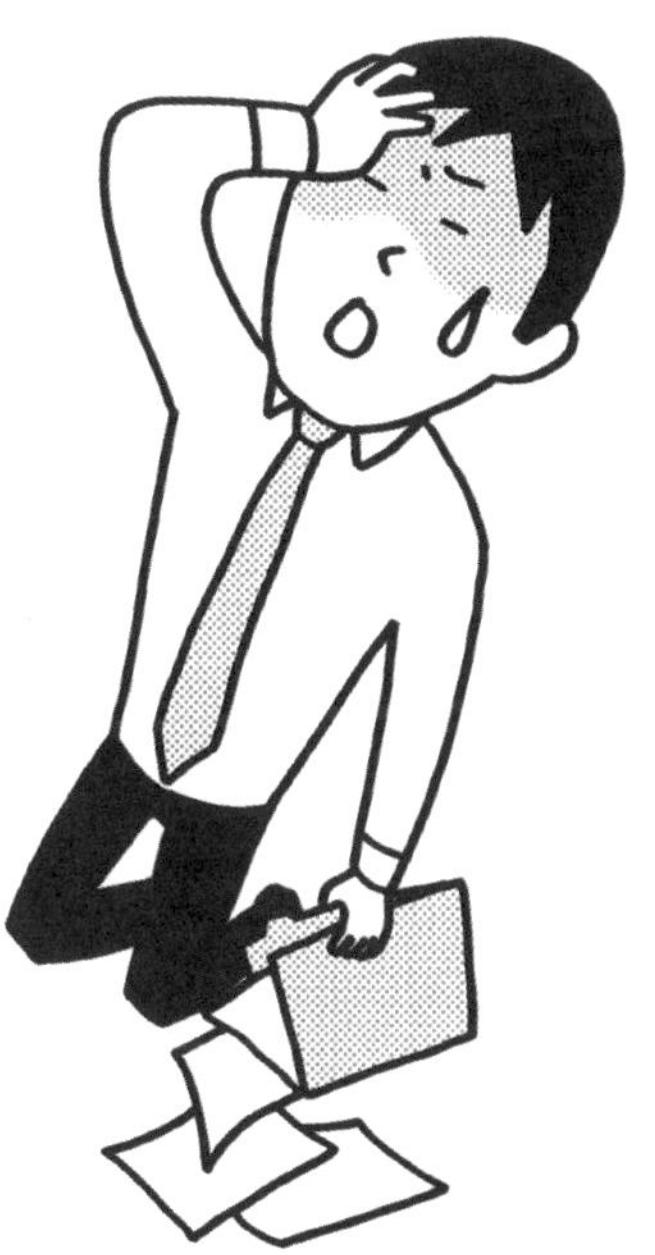

WAVE出版

はじめに

あれもやらなきゃ。それもやらなきゃ。しまった。ずっと先延ばしにしていたこの仕事がもう締め切りじゃん！　じゃああれとそれは後にして……。
ふぅ、なんとか間に合った。今回も危ないところだった。

このように、やるべきことの先延ばしをして、ギリギリになってから取りかかるのは、悪いことでしょうか。

答えは、悪いことです。
なぜなら、先延ばしは脳にとって**痛みを感じる**ことだからです。

「あれもやらなきゃ。それもやらなきゃ」と、嫌な課題を想像しているときには、脳内では痛みを感じる部位が働いていて、いざ課題に手をつけてしまえば、痛みを感じる部位の活動は低下する。こんなことが明らかになっています。

これまで、何度もやめようとしてきた先延ばし

↓

そのたびに、挫折して、先延ばしをした自分に罪悪感を抱く

↓

自分は先延ばしをするタイプなんだという考えに行き着く

↓

「自分はギリギリにならないとやらないタイプなんで」と宣言するようになる

この考え方は、先延ばしの原因を「性格のせい」と思い込んでいる状態です。

もしかしたら「先延ばしをするけど、ギリギリで間に合うから大丈夫」と思っている人もいるかもしれません。

ですが、脳内で痛みが生じているとなると、話は別です。自分で自分の脳に痛みを与え続けるのは、もうやめにしましょう。

私は、作業療法士というリハビリテーションの専門職をしています。病気や事故で、脳の一部を損傷した人が、失った能力を取り戻したり、別の能力で代行することができるように、医学的にお手伝いをするのが、作業療法士の仕事です。

現在、元気でバリバリ活躍している人が、自分の力を充分に発揮して、満足いく生活が送れるようにするお手伝いをしています。都内のクリニックで外来を担当しながら、企業で働く方々の様々な悩みを解決することで、社員さんたちの生産性を向上し、事故を防ぐ活動をしています。

企業で研修を行うと、参加された方々から次のような声が寄せられます。

「私、ギリギリにならないとやらないタイプなんですけど……」

「自分の意志の問題なんですけど、仕事に手をつけるまでに時間がかかって……」

「生まれつき先延ばしをするんです……」

こんなセリフから、会話が始まることがとても多いです。


「常にやるべきことが頭の中にあって、見えない重圧で息苦しい感じです」

「ずっとプレッシャーになっていて、急に不安に苛《さいな》まれることがあります」

「考え過ぎて肩や首がこわばって体がますます動かなくなります」

先延ばしの相談では、こんな話が続きます。これは先延ばしをしてしまったことから、脳内で痛み中枢が発火し、息苦しさや筋肉のこわばりが起こっているのです。


私はこれまで、クリニックでの外来や企業の現場で、先延ばし行動を変える取り組みをしてきました。先延ばし行動を変えるのに重要なのは、これまでの自分から脱却するという挑戦ではなく、**小さな実験を積み上げることです。**先延ばしをしているのは、自分ではなく、脳です。脳が命令する行動を変えるには、命令ルートを変えなくてはなりません。

小さな実験とは、例えば、こんな感じです。
やるべきことを思い出したとき、

「○○をやらなきゃいけないんだった」と言う前に右手を上げてみる。

ただこれだけです。いかがでしょう。できると思いますか？

これは、思考から発声する運動に結びつくルートを、手を動かすルートにつなぎ替えた、ということです。このような小さなルートのつなぎ替えを積み上げていくと、行動変容が起こります。脳には、外からの刺激によって神経のルートを変える仕組みがあります。そして、この神経のルートチェンジを扱うのが、私たちリハビリテーションの専門職です。

先延ばしは誰にでも起こります。そして、先延ばしにも種類があります。
本書は、今日からすぐにご活用いただくために、先延ばしをする脳、すなわち、先延ばし脳を8つのタイプに分けてお伝えしていきます。自分に該当する章から読んでいただければ、今日からすぐに実験をすることができます。

先延ばしをした挙げ句、1日の終わりに「なんにもやらなかった……」と言ってしまう。このセリフが「今日はこれをやった」というセリフに変わる。「今日はやった」という言葉で1日を終えられる人になるための実験を始めていきましょう。

先延ばしをなんとかしたいと思いつつ、原因について考えることも先延ばし。そのうち「性格だから」のひと言で終えてしまう。これではいつになっても先延ばしは解決しません。

なぜそれが起こるのか、どういう条件の場合に自分は先延ばしをするのか、など関心をもってみると、自分のことがよくわかってきます。

先延ばし行動を知ることで自分を知り、自分をうまく操縦していく楽しみを味わってみましょう。

contents

第④章　「武勇伝脳タイプ」の解決策

第⑤章　「サボり脳タイプ」の解決策

第⑧章「お寝坊脳タイプ」の解決策 …177

装　丁　松崎 理（yd）
DTP　早樋 明日実（yd）
イラスト　伊藤 美樹
編　集　高田 ななこ
校　正　東京出版サービスセンター

先延ばし脳チェックリスト

先延ばしは、ある条件がそろうと誰にでも起こります。先延ばし脳がつくられてしまうと、その脳の指令に従って先延ばし行動が発動されるのです。単に先延ばしと言っても、それに至るプロセスには種類があります。そこで、**8つのタイプ**に合わせた先延ばし脳のチェックリストを用意しました。まずは、普段の様子を振り返り、当てはまる項目にチェックを入れてみましょう。

チェックが多いほど、
あなたが今、
陥っている先延ばしの状況です。

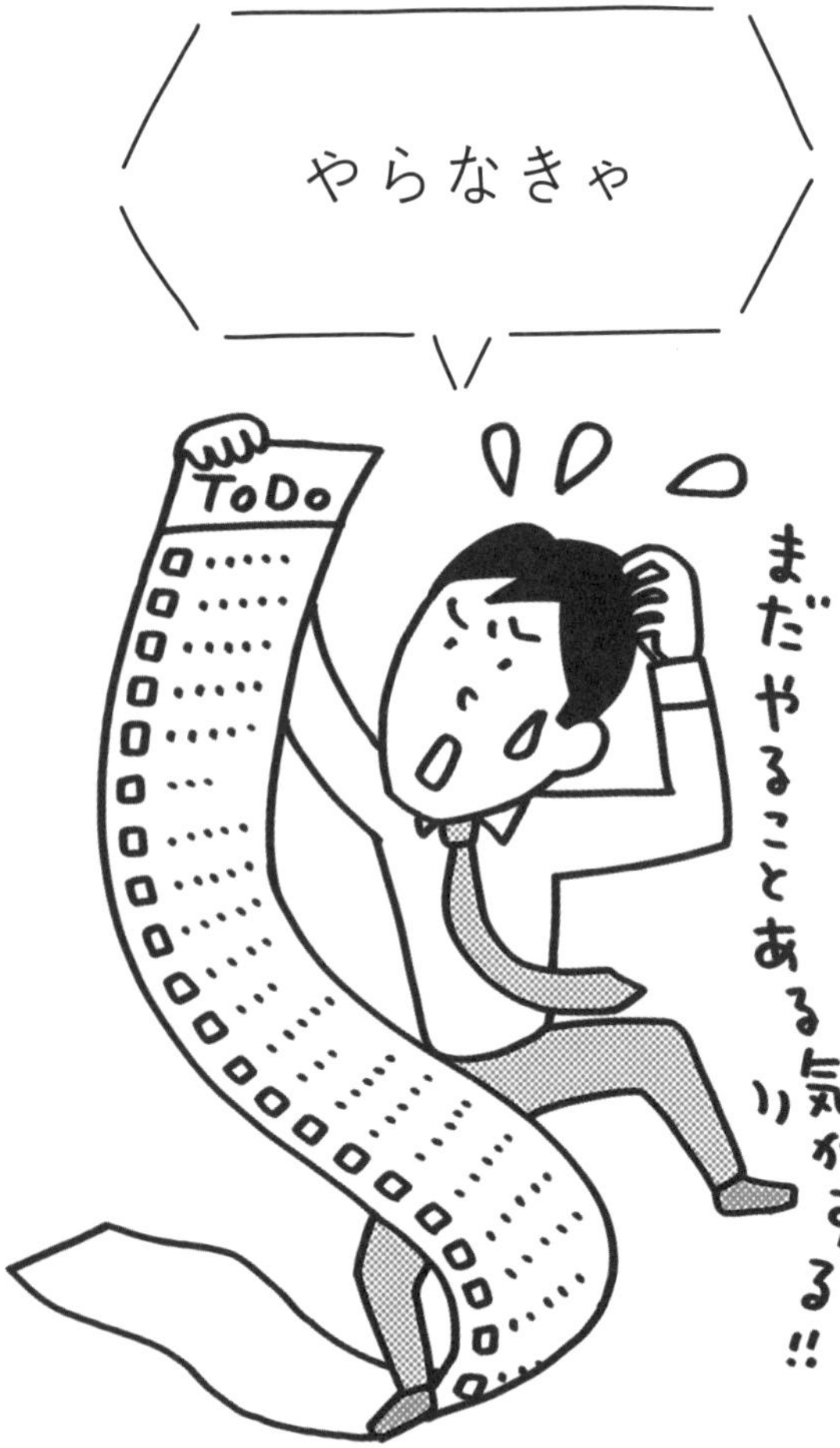
やらなきゃ
ToDo
まだやることある気がする!!

やるべきことリストを書いて一つも終わらない

宿題脳タイプ

□やることがいつも山積み
□思いついたことを忘れないよう、書いて見えるようにしておく
□リスト化するのに時間を使い、疲れてしまう
□作業中も次のやらなければいけないことを考えている
□食事や入浴、睡眠も義務になって面倒くさい

とっちらかってる

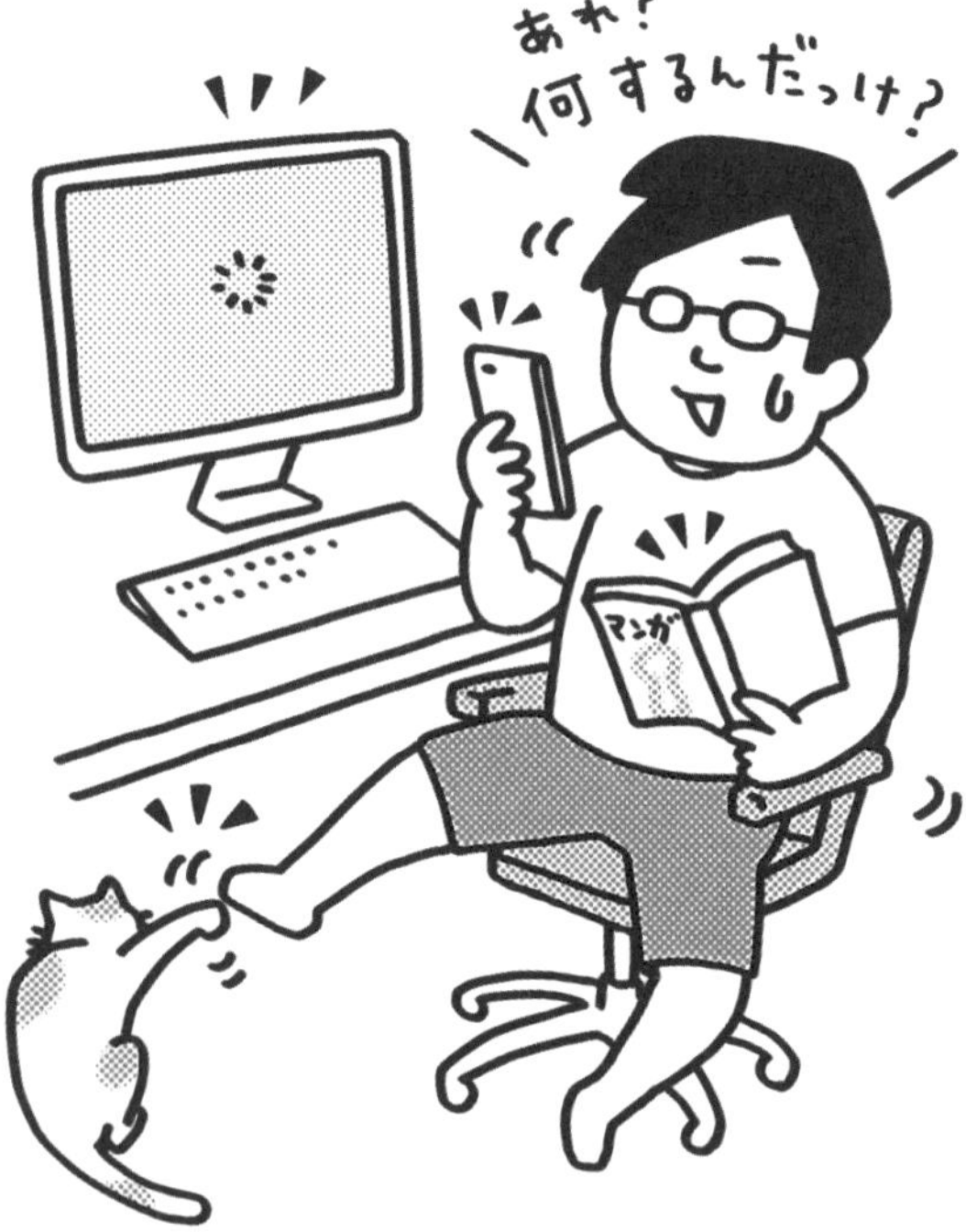

思いついたら今やっていることを放り出してやり始める

脱線脳タイプ

- □思い浮かぶと衝動的に行動する
- □次の作業に手をつけると、それまでやっていたことに興味を失ってしまう
- □予定を立てていてもいきなり別の行動をとる
- □SNS、ゲーム、漫画などの誘惑に弱い
- □時間がないのに時間ができるとつまらなくなってしまう

やり方が わからなくて

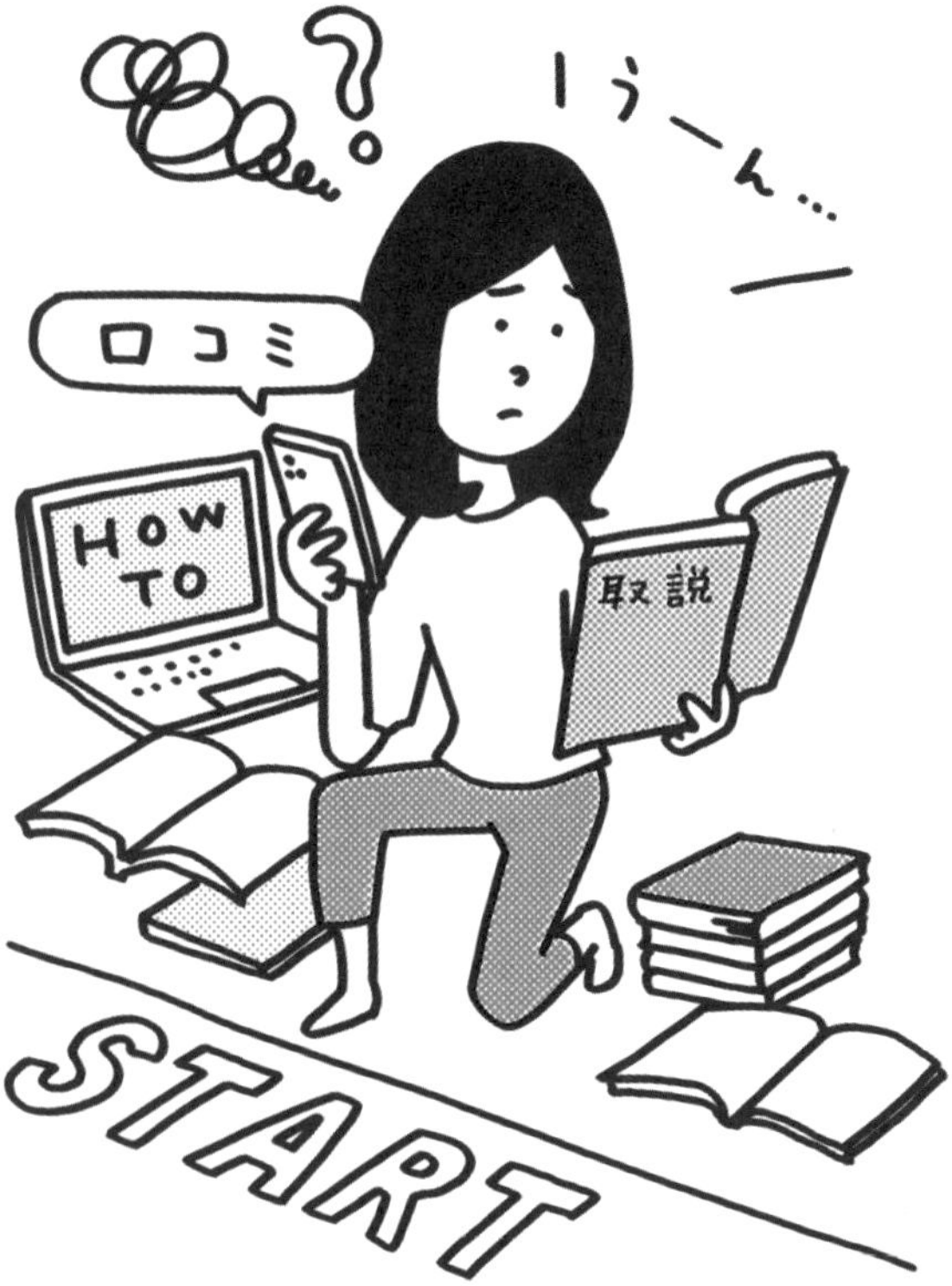

やり方を模索しているうちに時間が過ぎる

取説脳タイプ

□どうやってやればいいのかわからず、指示があるまで動けない
□失敗に対する抵抗感や、恐怖心が強い
□口コミを見ていると何が正しいかわからなくなる
□やり終える時間が足りないと手をつけない
□やり残しなど予期せぬ仕事を見つけると、うんざりする

ギリギリにならないとやらない

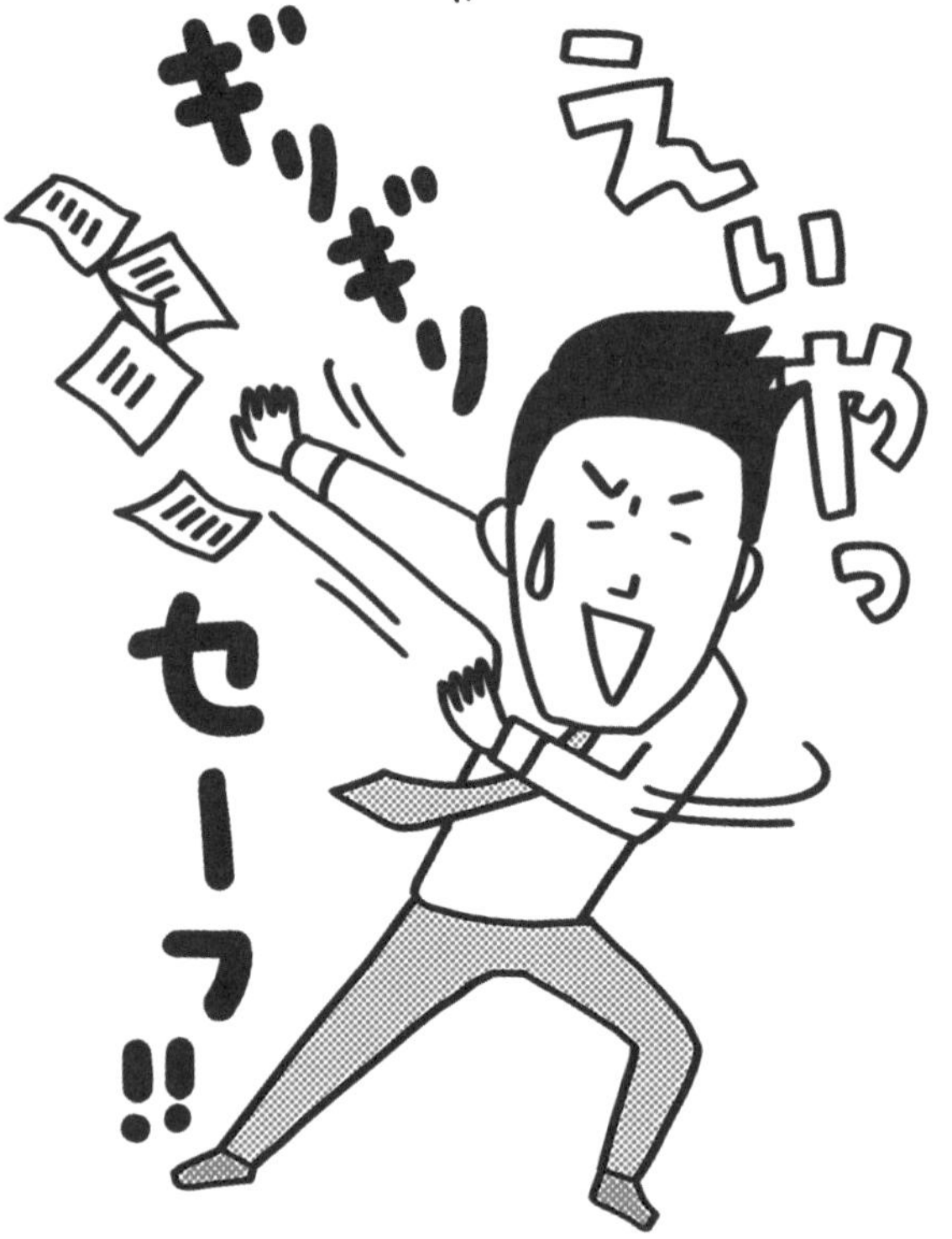

締め切り間近になってやり始める

武勇伝脳タイプ

- □締め切り間近にならないとやる気が出ない
- □一段落つくと「やり切った」感じがして次の作業にとりかからない
- □作業時間の見通しが甘く、予定通りにいかない
- □遅くまで作業をしているのに眠気もなく寝つけない
- □ギリギリで達成できることに少し優越感がある

周りに人が
いないと怠けて

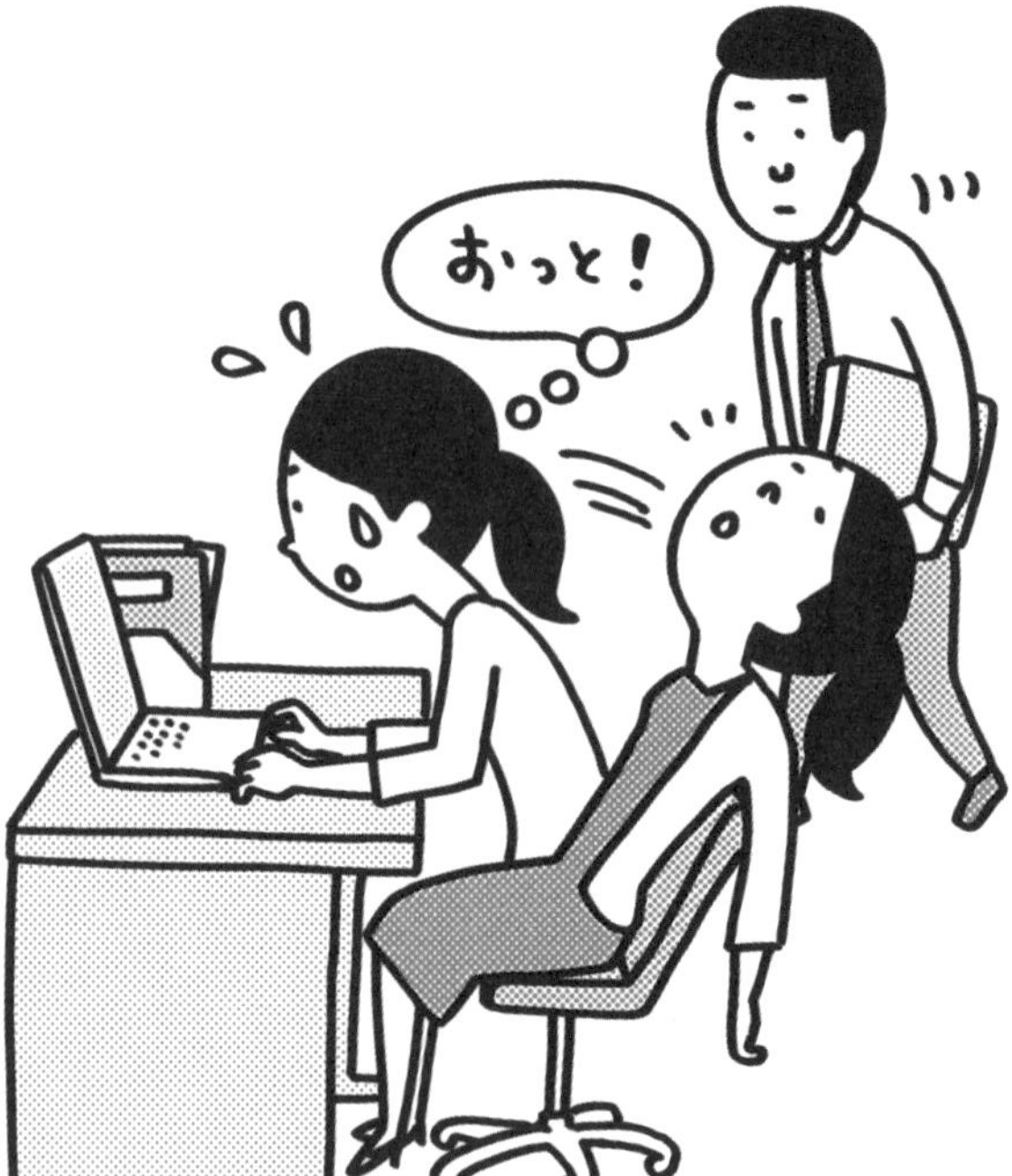

一人になると関係ないことをやり始める

サボり脳タイプ

- □ダラダラした後で罪悪感に苛《さいな》まれる
- □他人がサボっているのを見るとイラッとする
- □在宅勤務や自宅学習が苦手
- □「まだ私も終わっていない」と言われるとほっとする
- □散らかっているのを見るだけでやる気がなくなる

今これを
やってるから

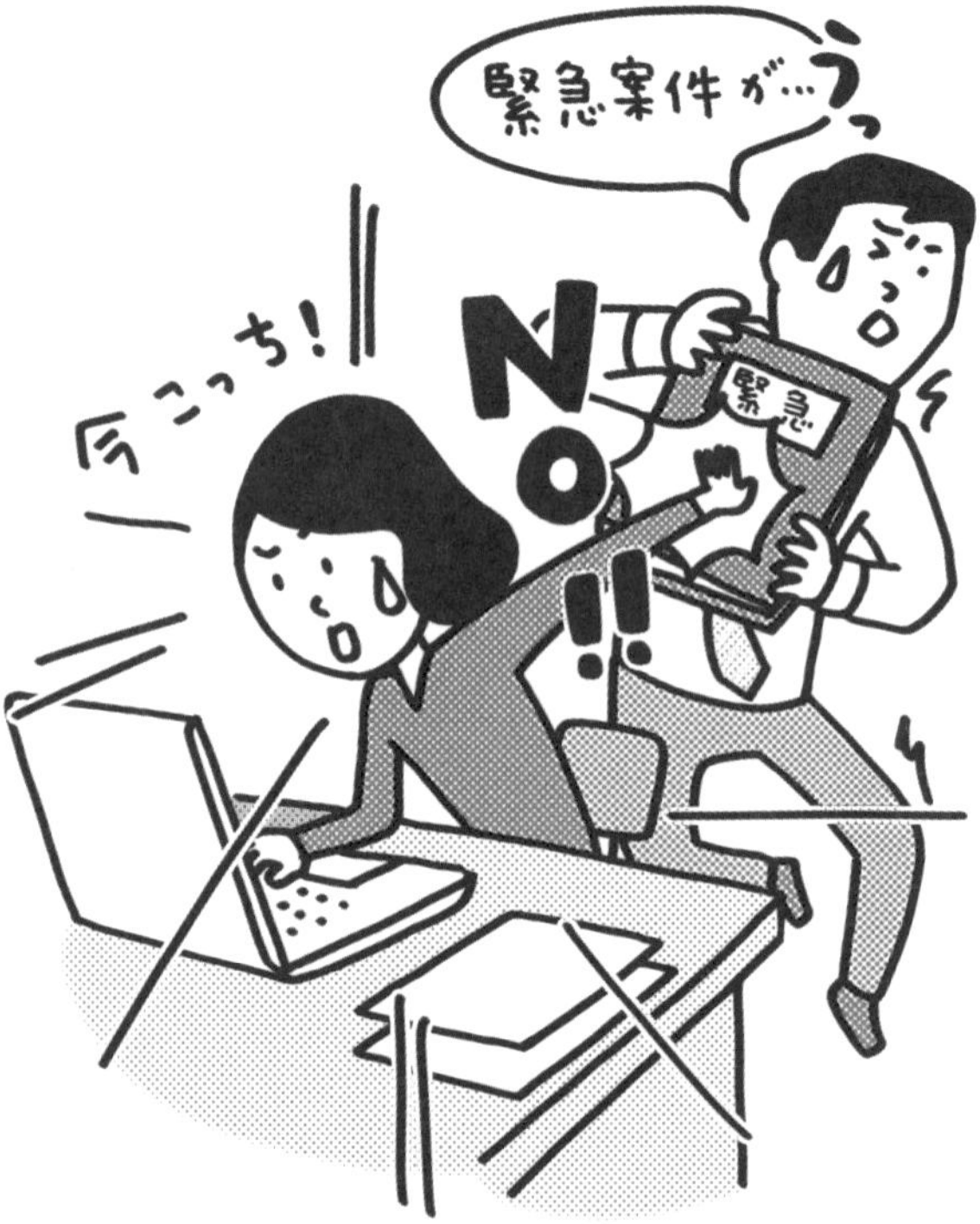

集中脳タイプ

終わりのないことから始めてしまって段取りが悪い

- □今やるべきことじゃないことをやり始めてしまう
- □一度やり始めると別のことを考えられなくなる
- □各作業を俯瞰して見ることができず、やっている作業も完成しない
- □取り組んでいる方向が間違っていることに気づかないで徒労に終わる
- □いつかやりたいことと明日までにやらなければならないことの区別がつかない

終わったら
何やろうかなぁ

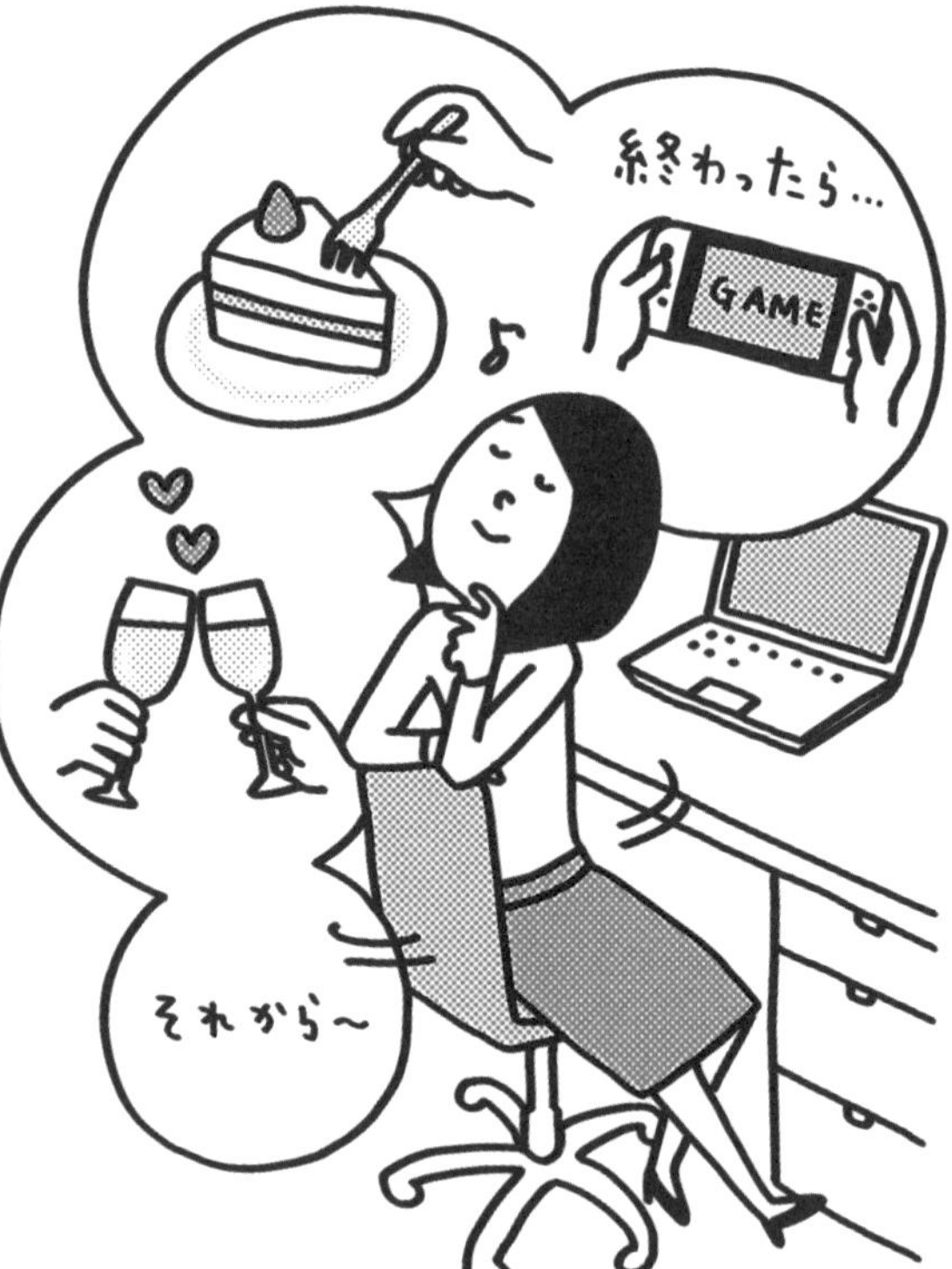

終わった後のご褒美で頭がいっぱい

ご褒美脳タイプ

□その先に楽しみがないとやる気にならない
□期待以上のご褒美がないと、終わってもがっかりする
□何をご褒美にしようかと考えるのに時間がかかる
□現実逃避をしてしまう
□SNS、お酒、ゲームなどに依存しがち

だるい。
面倒くさい

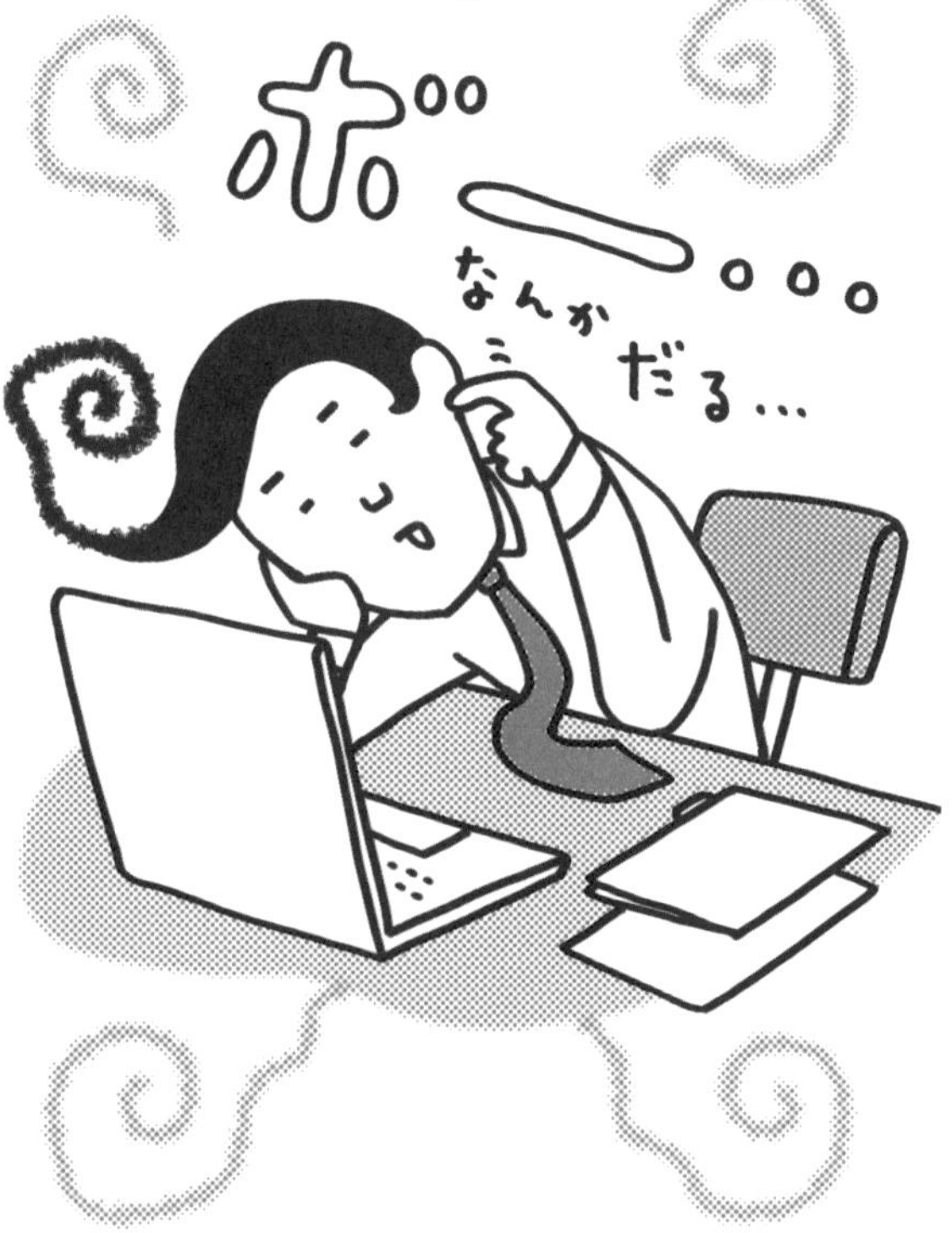

もう何もやりたくない

お寝坊脳タイプ

□ぼーっとしていて考え事が頭の中でぐるぐるしている
□集中すべきときにぼんやりして時間が過ぎてしまう
□考えているだけで何もしていないのに疲れてしまう
□何となく眠いし、やる気が出ない
□早起きが苦手

これら8つの先延ばし脳の特徴は、睡眠不足や過度な脳の覚醒、課題の設定ミスによって誰にでも起こります。また、脳の状態も日々変わっていきます。今の自分がどの「先延ばし脳」に該当しているかの「現在地」を知ることができると、その都度、脳のルートを変更することができます。

8つの先延ばしの関係を、図にまとめてみました。縦軸は、脳の覚醒度を示しています。上にいくほど脳の覚醒度が高く、下にいくほど低くなります。横軸は、行動の切り替えの早さを示しています。左にいくほど切り替えが早く、右にいくほど切り替えが遅くなります。

私たちが、やりたいことややるべきことをサクサクこなすには、★マークの状態になる必要があります。**脳は高くもなく低くもなく適度に覚醒していて、行動の切り替えがスムーズに行える状態です。**

図の左上のステータスから順に説明をしていきます。

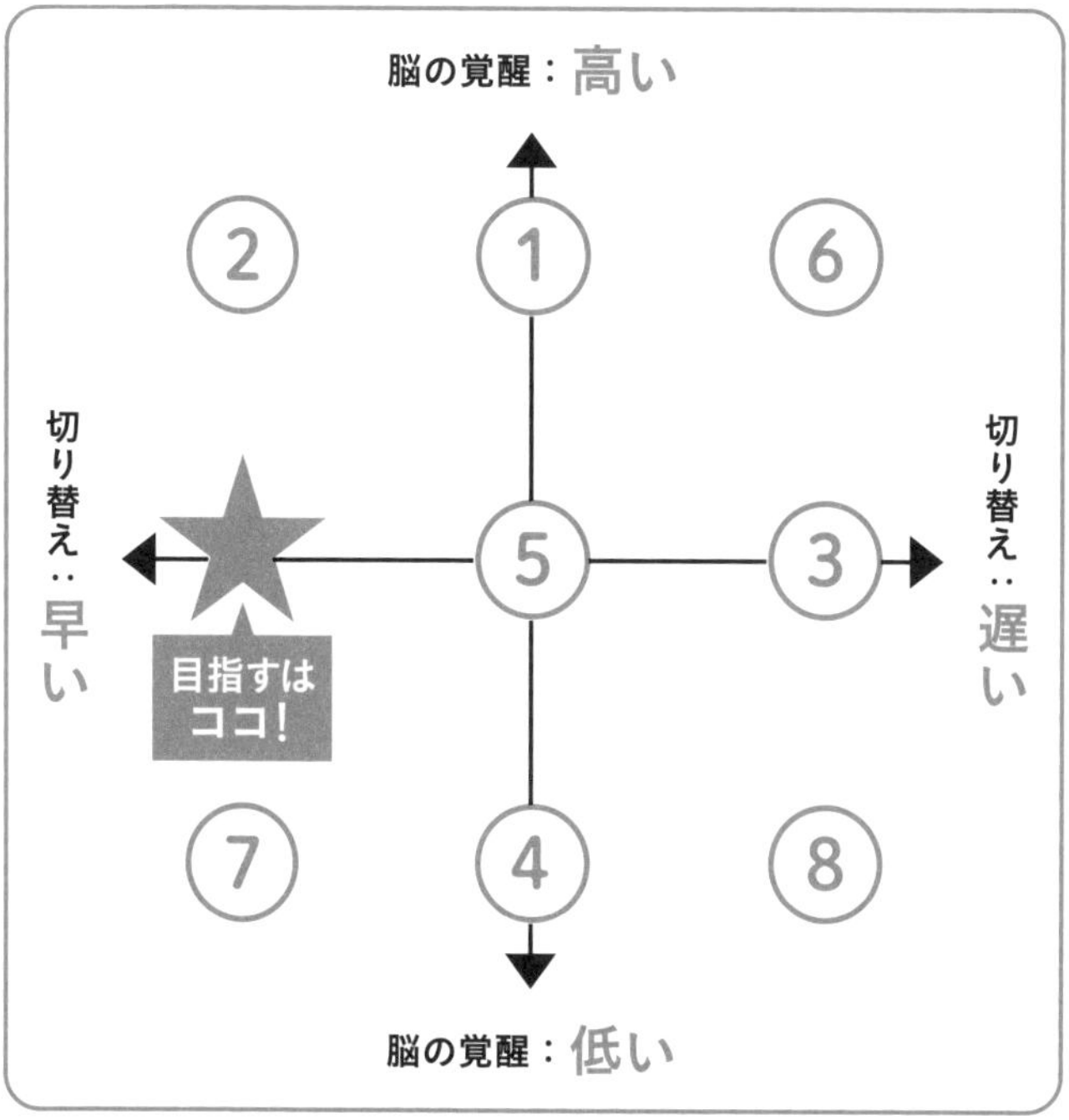

脳の覚醒度が高すぎて、行動がコロコロ切り替わってしまうのが②**脱線脳**です。脳の覚醒が低く、課題に集中できずに別のことばかりに気を取られてしまうのが⑦**ご褒美脳**です。

脳の覚醒が高すぎてぐるぐる頭で考えるだけで実際に行動に移せないのが①**宿題脳**。脳の覚醒度も課題への切り替えも、一緒にいる人や集団に染まるのが⑤**サボり脳**。普段は脳の覚醒が低過ぎて、締め切り間近の危険な状態になったら極端に覚醒し過ぎてまたすぐもとの低い覚醒に戻るのが**④武勇伝脳**です。

脳の覚醒が高過ぎて視野が狭くなり、1つのことだけしか見えなくなってしまって段取りが悪くなるのが**⑥集中脳**。脳は適度に覚醒しているのに、失敗を恐れて行動を起こさないのが**③取説脳**。そして、脳の覚醒が低過ぎて行動の切り替えも遅いのが**⑧お寝坊脳**です。

脳が健全なパフォーマンスを発揮するためには、まず、脳を適度な覚醒状態に保つことが重要です。その上で、状況に応じて行動を変えていくとやりやすいです。

序章では全てのタイプの人にまず試してほしい、脳を適度な覚醒状態にする小さな実験を提案します。

1章~8章ではそれぞれのタイプ別対処法について提案しています。

そのときの自分の先延ばし脳に合わせて、読んでみてください。

序　章

「全タイプ共通」

先延ばしを防ぐ
基本実験

・先延ばしを防ぐために、小さな実験を試す

自分の行動を変えるために、高いテンションは必要ありません。むしろ、テンションを上げると体は動かなくなります。「今日から先延ばしはやめるぞ！」と宣言するようなことはＮＧ、気合を入れるのも逆効果です。

まずは「実験する」と考えましょう。実験には、成功も失敗もありません。ただ「結果」があるだけです。得られた結果に対して、次の実験をする。ただこれを繰り返すだけで、行動を変えることができます。

私たちの行動は、神経活動のパターンでつくられています。人間の脳内はとても複雑なネットワークになっていますが、それを機能させる法則はそれほど多くないかもしれない、という知見があります。

私たちの行動の材料は、**過去の記憶**と**現在の感覚**です。

現在の感覚とは、私たちが動いたことによって得られたデータです。新しい行動は、新しいデータに基づいてつくられます。

例えば、郵便物の処理をするとき「届いたときにすぐ処理をするのか」「時間を決めて処理をするのか」「依頼に対してはいつ、どのように対応するのか」と、行動の選択肢がいくつもあります。ただ、その都度新しい行動をして、新しいデータ処理をすることは、脳にとってとても負担が大きいので、おおまかに似通ったデータが得られるように、行動はパターン化されていきます。

このパターン化された行動が習慣です。ただし、望ましくない習慣がつくられることもあります。この例だと、届いた封筒を何も考えないまま、開封せずにデスクに置くということです。このような行動を変えるには、実際の行動による新しいデータが必要です。

そこでこれから**脳に負担をかけないように新しいデータを少しずつ集める小さな実験をしてみましょう。それが積み上がったとき新しい習慣が生まれます。**

基本
実験 1

×「でもさぁ……」
○「賛成！　さらに……」

先延ばしを引き起こす口癖が「でも」です。相手から提案をされたとき、または自分との対話の場合も、「でも」から言葉を始めていませんか？

既にこの本を手に取っている人からも「でも実験なんてさぁ……」なんて声が聞こえてきそうです。

まず提案をされたら「賛成！　さらに……」と言ってみましょう。

「でも、こうなったらどうするの？」という言葉と「賛成！　さらにこうなったらどうする？」という言葉では、相手に対する自分の姿勢が全く異なります。

「でも」という言葉を使ったときは、心拍や呼吸が速くなり、体は交感神経活動に優位な高代謝状態になります。これは、相手よりも自分が優性であることを示して生存競争に勝つモードです。ネガティブでやる気のない言葉の奥には、なんとか理屈をこねて、変化を避けようとする神経が働いているのです。

それに対して、「賛成！」と言った場合は、腹側迷走神経系が交感神経系を抑制して、**相手との信頼関係を築き、集団で問題を解決するモードになります。**無駄に高代謝状態にならず適度に力が抜けていて、視野も広く、感情の起伏も少ないので、高いパフォーマンスを発揮することができます。

自分の優位性を示しても、自分の行動は変わりません。行動を変えるために、腹側迷走神経系を活発にしてみましょう。

基本
実験2

×またやっちゃった。次こそは……
○あー面白かった！

先延ばしをやめたいのに何度もくり返してしまう人の特徴として、罪悪感という甘い罠にはまっていることが挙げられます。

罪悪感は「次こそは違う行動ができるはず」という行動変容への期待感と、期待した報酬が得らないという状況設定で生まれます。この設定を崩すことができれば、罪悪感に苛まれずに済みます。

「次こそは」という言葉は、先延ばしをした行動をなかったことにしようとする考えの表れです。行動をなかったことにされると、行動を変えるための感覚データが得られません。

そこで、このなかったことにする言葉を変えるために、行動を終えたときに「あー面白かった」とか「あー楽しかった」と言ってみましょう。

面白かったという言葉を発してみると、実際に自分がその行動をしたことで得た感覚データがマスキングされずに入力されます。

先延ばしをしてしまった反省はあるかもしれません。しかし「次こそは」という言葉は幻想的な期待感を生み出してしまいます。一方、「面白かった」は、満足感が生み出される言葉です。前者がドーパミン、後者がセロトニンを生み出します。

ただ言葉に出すだけですが、面白かったと発したとき、「何が？」と聞かれれば、どんな出来事でも脳はその中の面白かった部分を探してつじつま合わせを行います。これは自動的な脳の働きなので、脳にゆだねてしまえば、罪悪感のサイクルから脱却できるのです。

基本
実験3

×やるべきことから解放されたら、すぐスマホ

○やるべきことから解放されたら、好きなものに触れる

「明日やればいいや」と思ったとき、張り詰めた気持ちから解放されます。この解放感がやめられない、という人もいるでしょう。この解放感の正体は、期待物質ドーパミンによってあおられた「可能性に過ぎない何か」からの解放です。ドーパミンによるあおりの息苦しさからの解放は、精神衛生面では大切ですが、その後の対応によって、先延ばしをする癖がついてしまう場合があります。

「明日やろう」と先延ばしをして、やるべきことから解放されたときに、反射的にスマホやテレビのボタンに手を伸ばし、ダラダラ見るのはNGです。

この目的のない視覚から得られる情報は、「何か知らないことを得られるかもしれない可能性」にあふれています。ドーパミンから解放されたのに、またドーパミンの中に身を

投じれば、せっかくの解放感がやがて罪悪感に変わってしまいます。

ドーパミンから離れたら、つなぎ替えたい神経伝達物質は、セロトニン、オキシトシンです。

これらの神経伝達物質は、今現在、自分が触れている世界と体をつないでいます。パートナーと会話をしたり、子どもやペットとスキンシップをしたり、趣味のものを愛でるなど、他人とのつながりや愛おしさを感じられることをすると、セロトニン、オキシトシンが増加します。

親密な時間を過ごすと、罪悪感はなく、先延ばしをしたことも、後にすんなりやってしまうことがあります。

基本
実験4

× 毎日まじめに実行する
○ 4日だけやってみる

小さな実験を始めたら、最初に変化を感じるのは4日後です。生体リズムの3・5日リズムから、今の行動に慣れて、新奇性の刺激が受け入れられる体制ができるタイミングが4日目なのです。ここで、小さな実験が大きな行動変容になります。

新しい行動が生まれると、繰り返すたびにその行動は上達していきます。そして、**別の場面でも、先延ばしせずに手を動かすことができる現象が起こります。**これは**転移**という現象で、これが起こると、日常のあらゆる場面で、今までの自分とは異なる行動をとっていることに気づけます。

一方、小さな実験をしていても、行動があまり変わらない時期もあるでしょう。行動を学習していく過程には、学習曲線と呼ばれるパフォーマンスの変化があります。

新しい行動が生まれたときは、その行動によって得られた新しい感覚によって、大きな変化が起こったような感じがします。

しかし、この感覚には順化（慣れること）も起こるため、行動をしていてもパフォーマンスは向上していないと感じるようになります。この段階のことをプラトー（plateau）と呼びます。

プラトーになると、どんどん行動が変化していた時期に比べて張り合いがなくなり、また先延ばしをするようになってしまうことがあります。プラトーは、感覚に順化したことで起こりますが、実際にはパフォーマンスは少しずつ向上していて、プラトーの時期を過ぎると、また大きく向上した感覚が得られるようになります。**新しい行動が生まれる→プラトーという変化のない時期がくる→プラトーが過ぎると、またパフォーマンスが向上している実感が得られる。**このように、私たちの脳と体が行動を学習していく経過をあらかじめ知っていれば、小さな実験を続けていくことができます。

基本
実験5

× 今までできなかったことをできるようにする

○ どこで行動が止まるのか分析する

先延ばしが起こるとき、そこには「今すぐにできない」「終わりまでやり切ることができない」「やり方がわからない」など、何かしらの「不可能」があります。

この「不可能」なことを「可能」にするためには「大きな不可能」を分解して、その中の可能かもしれない部分から実験していきます。分析→実験により行動が変わるのです。課題を分解する力が、先延ばしを防ぐ力になります。

例えば、Aさんは申請書の提出を先延ばしにしていました。Aさんは、これまでの人生で様々な申請書を提出してきましたが、どれも期限ギリギリになって急いで提出してきました。

申請書や、光熱費や電話代の請求書の封筒がデスクの上に置かれたままになり、その上に読みかけの本やポストに入っていたチラシが置かれていって、積み上がった物で雪崩が起こると、散らかった書類を整理しているうちに締め切り間近の書類に気づく。そんなことを繰り返していたそうです。

そんなAさんにとって、申請の必要が生じたときにすぐに申請書を提出する、というのは、これまで経験したことがない行動なので、**大きな不可能**です。この大きな不可能を目標にしてしまうと、実験できるための材料がなさ過ぎて実験が成立せず、行動を変えることができません。

そこで、大きな不可能を分解します。

①ホームページの申請書のページを開く
②申請書をダウンロードする
③ダウンロードしたデータをデスクトップに張り付ける

④申請書の手引きを見ながら記入する
⑤正確に記入するために内容について調べる
⑥完成したら送信する

このように分解すると、1つずつの作業は不可能ではないことがわかるので、これで実験ができます。

次にどの段階で自分の行動が止まるのかを考えてみます。

Aさんは、①はするけど②の前で止まります。止まる理由は、「ダウンロードしても今は全部記入する時間がないから」とのことです。これでAさんは、全部できる時間がないときに作業を先延ばしする、ということがわかりました。

そこで、全部できなくても作業に手をつけることが可能か、という実験をしてみるわけです。

選んだのは、決まった作業に少しだけ手をつける実験（P118）でした。スマホで5分後にタイマーをセットし、作業を5分だけやる、ということが可能かという実験をしてみると、作業はできました。5分の時点で記入されている書類を保存します。

実行したAさんからは「こんなのもありか、と思いました。5分だけと決めるともう少しやりたいと思うのはなんか不思議ですね。もうちょっとで終わるというところだったので、少し後でまたやって提出しちゃいました」と報告がありました。

このように、本書で挙げる実験を取り入れてみると、「行動を変えよう！」という自覚をすることなく、自然に行動が変わることに気づいていただけると思います。

基本
実験6

× 先延ばしをするかしないかは気持ちの問題

○ 先延ばし現象を、心理ではなく体の反応として扱う

行動を変えるとは、自分の脳の働きを変えるということです。

脳の働きを変えるには、「自分」と「脳」を切り離して考えるメタ認知が必要です。

メタとは、「高い次元の」という意味で、メタ認知とは、自分のことを一段高いところから観察する力、ということです。

先延ばしをしてしまうとき、「面倒くさいな」と感じるのですが「面倒くさいからやらない」という心理的な問題として扱ってしまうと、解決策が出せなくなってしまいます。

そこで本書では、「面倒くさい」という感情（feeling）と情動（emotion）を分けて考えていきます。

感情は心理的なものですが、その存在を確認することができません。「面倒くさい」と思っている人が、本当にそう思っているのか、本当は別の感情を抱いているのかは、他人が確

認する術がないのです。

それに対して、情動は他人が確認することができます。情動とは「面倒くさい」と思っているときの体の反応です。「課題を前にして心拍数が上がっていない」「脳の血流量が増えていない」「瞳孔が収縮していない」「体を支える筋肉が収縮していない」などが挙げられます。

私たちの脳と体は、感情が起こるとそれに伴って何らかの運動が起こります。もちろん、体の反応に結びつくに至らない感情もありますが、体の反応に結びつきさえすれば、私たちは、自分に沸き起こった感情を自覚することができます。そして、この体の反応（情動）を発見して、その反応を変えることができれば、行動が変わり、感情も変えることができるのです。

基本
実験7

× 感情で先延ばしの言い訳をする

○ なぜ先延ばしせずに行動できたのか、説明をする

「やる気が出なかったから」「面倒くさいから」など、先延ばしをする理由として、感情を挙げる人がいます。

そもそも、自分がなぜそのような感情をもったのか、その理由は誰にもわかりません。先延ばしは、脳の覚醒度合いと課題設定によって生み出されるものなので、感情の説明は省いて、P35のマッピングで状態を把握しましょう。

脳は理由の説明を求められると、適当な話でつじつまを合わせる反応が出ます。先延ばしをした言い訳も実は脳のつじつま合わせなのです。そこで「先延ばしをせずに、すぐやるタイプなんだ」という認識になるように、うまく利用してみましょう。できなかったときの感情ではなく、できたときの行動に置き換えて考えてみるのです。

先延ばしせずに行動できたときに、なぜその行動ができたのか説明できますか？

外来でこれを聞いてみると、「時間がもったいないと思って」「やっぱり準備するのが大事だと思ったから」など、みなさん先延ばしを避けた理由をスラスラ挙げていきます。

これもつじつま合わせなのですが、こちらのつじつま合わせは行動を向上させるには都合が良いのです。うまくやれたときに、なぜそんな風にできたのかを話していると、「昔からそういうことには気をつけていたので」「そういうことはきっちりしたいタイプなので」というような発言が出てきます。

望ましい行動をしたときこそ、行動から感情のルートを強化していけば、それが自分の標準的な行動だという認識が出来上がっていくのです。

基本
実験8

× 課題を始める準備ができていない

○ 朝起きていきなりやってみる

やらなければならない資料づくりや勉強があったら、朝、目覚めた後にいきなりやってみましょう。朝の行動は目覚めてベッドから出たら、トイレに行って洗面所で歯磨きをしてキッチンに行って……、という感じでほぼ毎日同じだと思います。

この自動的な行動に、やるべき作業を割り込ませます。

前日の夜に、やるべき作業をデスクやテーブルに置いて眠り、朝にベッドから出たら、なんの準備もなくいきなりデスクに座って、資料や教材を開いてみましょう。実際にやってみると、意外に作業が進むことが体験できると思います。この時点で作業を完遂する必要はないので、5分~30分で切り上げて、トイレ、洗面所、といつもの動線に戻ってみましょう。実行することはこれだけです。

こうしておくと、朝食や身支度中に、作業のアイデアがひらめくこともありますし、次に作業を開始するときには、すでに頭の中である程度出来上がっている状態から始めることができます。

脳は、起床から4時間までが1日のうちで一番よく働くリズムを持っています。反対に、起床から18時間を過ぎると、酔っぱらっているときと同じ程度、反応、判断、記憶力が低下します。頭がいいときに作業させてあげたほうが、早く終わるし質の良い作業ができるのです。

それを実行するために、朝起きていきなりやってみる、という実験をしてみましょう。

基本
実験9

×「げっ！　すごいホコリ」
○口に出しそうになったら手を動かしてみる

ふとテーブルの下を見たとき、ホコリが積もっているのが目に入ったら「げっ！」と口に出す前に、掃除機やフローリングシートを取りに行ってみましょう。**神経接続を、発言に接続するのではなく、手の動きにつなぎ替えます。**

例えば「お風呂でも沸かそうかな」と口に出しつつ、パソコンの画面を見ていたら、気づけば1時間も経っていた。こんな些細な場面からでも、先延ばし行動を変えられます。「お風呂でも」と頭をよぎったら、言葉に出す前に右手を軽く上げてみましょう。

思考から発声につながるルートを、思考から手の動きにつなぎ替えてしまいます。軽く手を上げてみると、やるべきことを考えた直後に体が動いた、という既成事実をつくることができます。

ひとまずこの段階では、席を立ってお風呂のスイッチを押す行動に至らなくても大丈夫です。これはただの実験です。考えた直後に体が動くかどうかを実験してみただけです。

結果的に、体は動いたのであれば、脳に新しいルートがつくられたということになります。

後は、同じ日に数回、考えたら手を動かすことを繰り返すだけです。「何かしようかな」と思ったときに、都度右手を挙げてみましょう。脳は、新しいルートがつくられたときに、そのルートに2回、3回と電気刺激が流れると、神経が太くなり主要なルートへと格上げされていきます。

新しいルートが重要ルートに格上げされると、「後でやろう」という考えが頭をよぎったとき、ふと、今やれそうな感じがしてくることがあります。情動と体が変わったせいで、感情が変わってきた兆しです。

これができれば、ホコリを見たら掃除道具を持つことも、お風呂を入れよう思ったらすぐにスイッチを入れることも、できるようになるのです。

基本
実験10

× いつの間にか先延ばしをしている
○ 先延ばしをする瞬間を発見する

衝動的に起こる先延ばしは、自分でその瞬間に気づくだけでも、防止につながることがあります。試しに朝からルーティン化された行動をとってみると、自分の行動のどのタイミングで先延ばしが起こっているのかが発見できるでしょう。

例えば、**1つの作業を終えたと思ったらまだやるべきことが見つかったとき（取説脳）**や、**偶然に提出期限がまだ遠い書類を見つけたとき（武勇伝脳）**などです。

「後でやろう」「これもやろう」「これは嫌だ」「面倒くさい」「やらなきゃ」「まだある」「まだ大丈夫」という言葉が出てきたときも、神経ルートをつなぎ替えるチャンスです。

先延ばしをするタイミングが発見できたら、それぞれの実験を試みましょう。自分で気づくだけで、大きな不可能を分解できるチャンスが生まれます。

第1章

「宿題脳タイプ」の解決策

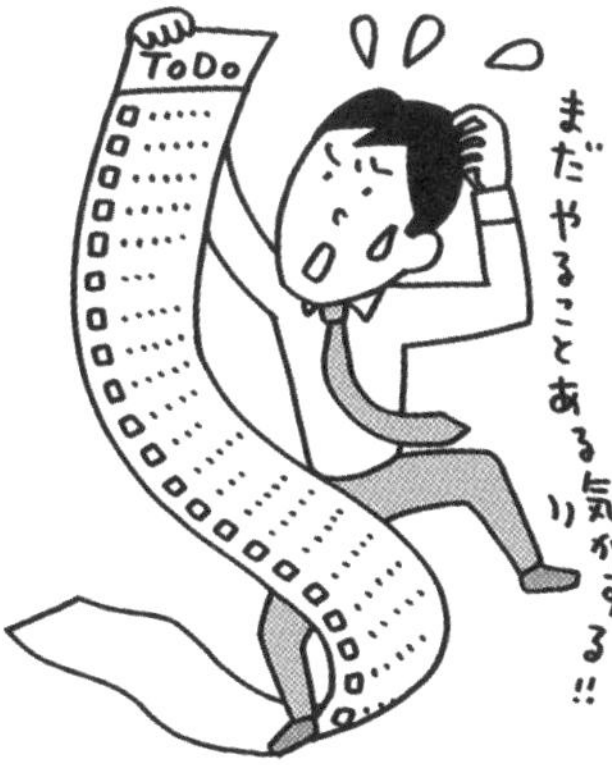

しゅくだいのう【宿題脳】：やるべきことがいっぱいで先延ばし

宿題脳タイプの特徴

宿題脳タイプはやるべきことはわかっているのに、先延ばしをしてしまうのが特徴です。やるべきことをリスト化しては「タスクの多さにやる気をそがれてしまう」「リスト化することで疲れてしまった」と、行動につながりません。

結果的にやることがいつも山積みで「やらなきゃ」が口癖なのに、何もやらずに苦しむのです。

脳は常に行動を予測して、予測と行動の結果とのギャップを修正するように働いています。なので、予測が立つほどスムーズに行動できます。しかし「やらなきゃ」と言いながら行動に移せないと、脳は予測と結果のギャップを修正できず、次の行動の予測を立てられなくなり、動けなくなってしまいます。

宿題脳タイプの解決ポイント

- やるべきことを終えたら何が達成されるのか言語化する
- 物が置かれていない場所で作業する
- 動きやすい動線をつくる
- やらなかったことより翌日やることを考える
- 「やらなきゃ」と言う前に作業場所、使う道具など設定を決める

宿題脳
実験 1

× リストを片付けてスッキリしよう
○ リストを消すのは手段であって目的ではない

宿題脳の人は「やるべきことのリスト化」と「リストを1つずつ消していくこと」が目的になりがちです。リストをつくりながら「先延ばしせずに、目の前のことを片付けられたらさぞかし達成感を得られるだろう」と考える傾向があります。

しかし、意外にも実際に行動できているときには充実感はありません。ただ、作業を終えたという結果があるだけで、頭の中ではもう次のやるべきことを探しています。**現在の状況を向上させることが目的だったはずなのに、やるべきことをやり終えた状況に目がむかなくなってしまっている**ということです。

もちろん、やるべきことを達成するのは大切なことなのですが、やったことで何が向上したかがもっと大切です。やることとリストを消すことに達成感を得ていると、リストをたくさんつくるようになりますし、リストを消しても消してもやることが山積み、という考えが生まれます。

先延ばしは脳が引き起こす不明瞭な未来への防衛反応です。

なので、**宿題脳の人は、様々な実験の結果、先延ばし行動がなくなってきても「やるべきことがサクサク終えられています」と答える人はいません。**別の課題についての話をします。先延ばしは、発生しているときは大きな問題に感じるのですが、なくなってしまうと元々なかったように感じられる現象なのです。

まずはリストを消すことを目的とせず、「これができたらこうなる」と言語化してみましょう。やるべきことを終えた結果として何が達成されるのか、向上できるのかに意識を向ける実験です。

宿題脳
実験2

×新しいことを始めようとすると嫌な気分になる
○いつもやっていることの前に割り込ませる

脳は新しい行動を選ぶときに生じるリスクに対応するために、高代謝状態をつくってトラブルに身構えます。心拍数が上がり、呼吸は速く浅くなります。これが、新しいことを始めようとすると不安になったり嫌な気分になる原因です。

それに対して、いつも通りの行動をしているときには、高代謝状態がつくられないので、脳も体も安定します。脳はそもそも燃費が悪いので、常に省エネを目指しています。リスクよりも安定を選ぶので、**やりなれない作業の後、いつも通りのことをすると気分も体も落ち着きます。**

この仕組みを利用して、いつものルーティン行動の前に新しい行動を割り込ませてみる、という実験をしてみましょう。

例えば、入浴が面倒くさいと思って、ずるずる時間が遅くなってしまう場合は、帰宅してバッグを置くというつながりの間に、湯張りするという行動を挟んでみます。

帰宅してお風呂のスイッチを入れてからバッグを置いてリラックスする→お湯が溜まる→すみやかに入浴する→その後の時間がとても長く、充実した、という良い結果を得られます。脳に始まりを気づかせないように、流れの中で既に始まっているように仕組んでみましょう。

朝起きた後や、帰宅後、入浴後の行動は、ルーティンになりやすい傾向があります。このタイミングに、新しい行動を割り込ませると、身構えずにすんなり行動しやすく、その新しい行動もルーティンの中に吸収されていきます。

宿題脳 実験3

× 先延ばしをした物をデスクに置く

○ 物が置かれていない場所を1ヵ所だけつくる

そこに必要な物を持って行けば作業できる。そんな場所を1ヵ所つくり、そこだけは、作業を終えたら物を排除してみましょう。

机の上に物が山積みになっていて、それを見ただけで、やる気が失せてしまった、ということがあるかもしれません。机の上の見た目によって、やる気は変わります。

脳の仕組みとしては、机の上を見たとき、その空間的な配置を脳が記憶します。その記憶に基づいて、次の作業をするときの行動を組み立てるので、配置がシンプルかつわかりやすくなっているほど、次の行動の組み立ては簡単になるのです。

机の上に物が置かれ過ぎていて、何がどこにあるのかがわからない。これは脳にとっては、**「わからない＝リスクが高い」ということなので、扁桃体という部位が強く活動します。**扁桃体は、外部から刺激を受けると、その刺激が自分にとって「害」になるかを判定し、対抗できる体をつくります。自分にとってリスクが高い視覚刺激を受けた扁桃体は、体を極端な高代謝状態にするので、息が詰まったり、肩に力が入り過ぎて動けなくなったり、立ちすくんだりするというような体がつくられるのです。

その経験をまた脳が記憶するので、先延ばしすることが学習されてしまいます。

そうは言っても、机の上を片付けるというのは、難易度が高いと思います。そこで、部屋の中で、**必ず物が片付けられて、何も置かれていない机かテーブルを1ヵ所つくってみましょう。**やるべきことのセットをその場所に持っていき、やり終えたら、そのセットごと持ち帰ります。

家ならば折りたたみ式のテーブル、会社だと誰も使っていない会議室など、普段、自分が物を置かない場所を選ぶと、より実験しやすいです。

宿題脳実験4

× 意識して続けることができない
○ 動線をつくる

部屋のレイアウトや物の配置を変えて、動作が連続する動線をつくってみましょう。例えば、資格試験の勉強をしたいとき、教材をバッグに入れている場合、帰宅後にリビングにバッグを置いてしまうと、そのまま翌朝まで置いたままになり、バッグの中にある教材を出す行動が「新しい行動」になってしまいます。

帰宅したらバッグを持ったまま、デスクや勉強するテーブルに行き、そこで教材を出してページを開いてから、バッグを置いてみましょう。その後の行動は自由です。そのまま勉強を始めることもあるかもしれませんし、勉強しないかもしれません。これが実験です。

教材はもともと興味のある分野だと思います。ページを開いたら、なんとなく見てしまった。ここまで行動を誘導することができれば、勉強する内容に関する情報が得られたことで、その後の勉強の見通しが立ちやすくなります。

あくまでも小さな実験なので「今日から帰宅したらすぐにデスクに座って勉強するぞ！」と意気込むことはやめましょう。新入社員に対して、会社でのルーティンワークの動線を案内するような気持ちで「帰宅したらまず教材をこのテーブルの上に置きます」と、脳に見せてあげましょう。

これは持ち帰りの仕事や、習い事の復習などでも使える実験です。

次に始まる作業の環境がセットされると、その作業はもう始まっているので、脳にとって「新しい行動」ではなくなります。

この実験は、新しい行動に身構える反応を避けられれば、「面倒くさい」と感じないのではないか、という検証をしています。

宿題脳
実験5

× 眠る前に反省する
○ 1日の終わりを朝に設定する

1日の終わりの就寝時に、「今日は何もできなかった」と反省することはありませんか？就寝時を1日の終わりとしてしまうと、浮かんでくる考えは後悔や反省ばかりで、反省するわりに解決策も出ず、また翌朝から同じことを繰り返すようになってしまいます。

私たちは、目覚めている間しか意識がないので、目覚めている間だけを1日だと思ってしまいますが、脳にとっての1日は、その晩の睡眠まで含まれます。そこで、脳の区切りに合わせて、翌朝までを1日だと考えてみましょう。

1日の終わり時間を変えてみると、気がつくことがあるはずです。

就寝時を終わりにしていたときは、「何もできなかった」という反省から、翌日は目覚めたときから「これをやらなきゃ」「あれもやらなきゃ」と溜まった宿題を片付ける考えがスタートします。朝起きたらいきなり挽回しなければならないプレッシャーがかかっているので、「起きるのが嫌だな」「もう少し眠っていたいな」という気持ちから二度寝をしてしまうこともあるかもしれません。

ところが、1日の終わりを朝の目覚め時点に設定してみると、朝をどのようにむかえるかということに意識が向きます。明日は朝から動けるようにと、就寝前に睡眠の質を高める行動をすることもあります。睡眠中の脳の活動によって、情報が整理されて、目覚めたときに、どうやって作業するかの段取りが組みやすくなっていたり、良いやり方がひらめくこともあります。新しいスタートをすることができるので、「今日はどんな感じでいこうかな」という思考になり、プレッシャーから始まる朝より気分がラクになります。

宿題脳
実験6

×　TODOリストを消していく
○　TODOリストに挙がらないように行動をする

課題に対処するのではなく、課題が起こらない方法を考えてみましょう。

1つの課題を完遂することを目指してしまうと、同じ課題がまたTODOリストに挙がってしまうことがあります。これでリストの項目が増えてしまうと、そのたくさんのリストという見た目でリスクが高いように見えてしまいます。そこで、「次にその課題をリストに挙げないためにはどうすればよいか」を考えてみましょう。

例えば「○○さんにメール」というリストは、メールを受信したときにすぐ返信するまでを一連の行為としていれば、次のリストに挙がらずに済みます。

申告が必要になったら、申告日を決めてスケジュールに入れてしまう。ネットでの買い物をするときは、「買い出し」の日にして、その日のうちに選ぶか「ウィンドウショッピング」

にするかを決めて、出かけるのと同じだけの時間で終わらせてしまうのです。

ＴＯＤＯリストに課題が挙がらないように行動してみると、次回のＴＯＤＯリストの項目はバージョンアップされたものになります。同じ項目を挙げないようにしていくことで自らの行動変容を促していくのが、本来のＴＯＤＯリストの在り方です。

ＴＯＤＯリストを書いたら、自分にこう問いかけてみてください。

「この中で、次回書かれないようにできる項目はどれか。それから始めてみる。書かれそうな項目はどれか。それが書かれないためにはどんな行動をとればいいか」

この自問で自ら行動変容を起こしていきましょう。

宿題脳
実験 7

×やる気を出してやる
○嫌な作業でも予測できる課題にする

宿題脳の人は基本的に義務感で動いてしまうため「やるべきこと」→「嫌なこと」になりがちです。それでも「やらなきゃ」と行動します。

その際に「やることがいっぱいで何から手をつけていいのかわからない」「どのような工程を踏めばいいのかわからない」となると、行動できなくなってしまいます。

そこで、課題に取り組むときは、脳が行動予測を立てやすいように、作業場所、使う道具、作業の時間帯、作業姿勢、作業時の服装などを決めてしまいましょう。

脳は、選択肢が減ればそれだけ未来の予測の精度が上がります。予測が立たない大きな不可能を前にしたときは、小さな不変をたくさんつくると、不可能な中に可能な部分の割合を増やすことができます。

第 ② 章

「脱線脳タイプ」の解決策

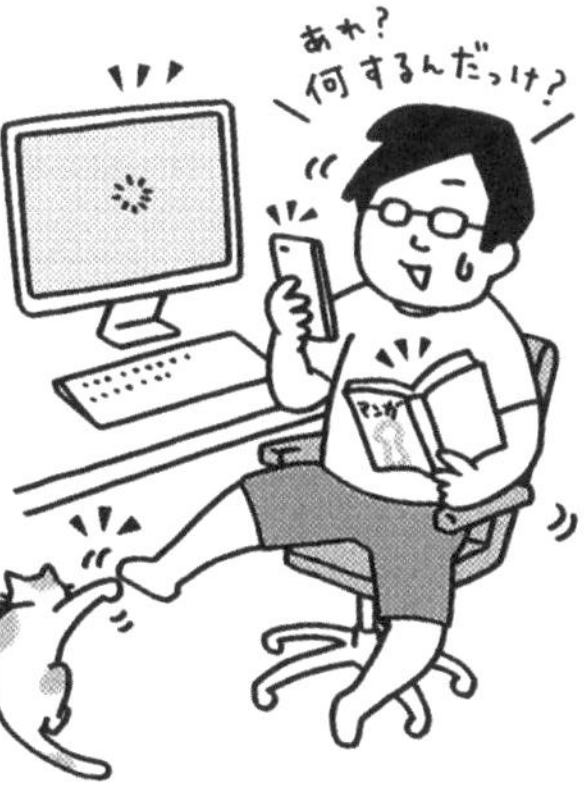

だっせんのう【脱線脳】：やり始めるのに脱線して1つも終わらず先延ばし

脱線脳タイプの特徴

脱線脳の人は、やるべきことをやり始めたのに、別のことを思いつくとすぐに中断して、先延ばしをするのが特徴です。「あれもやりたい」「これもやりたい」と手を出しては、やるべきことを忘れてしまいます。

行動を起こすとき、脳ではドーパミンがつくられます。ドーパミンとは、体の代謝を上げて準備状態をつくる（＝やる気を生み出す）神経伝達物質です。

ドーパミンがつくられ過ぎて、すぐに枯渇してしまうようになると、行動がコントロールできなくなります。

やるべきことにすぐに手をつけるけど、すぐまた別のことを始めてしまい、結果的に中途半端に手をつけた作業が山積みになってしまうのです。

脱線脳タイプの解決ポイント

・1日の最初の行動を決めてそれだけは守る
・誘惑に負けない対策を立てる
・やるべきことを絞る
・衝動的な行動について意識をする
・周囲の都合を優先し過ぎない

脱線脳
実験1

× いざその場面になると誘惑に負けてしまう

○ 誘惑への行動を決めておく

やるべきことはわかっていて、どんな行動をすればいいかもわかっているのに、いざ、やり始める場面になると、誘惑に負けて別の行動をしてしまう。これは、意志の問題ではなく、戦略の問題です。誘惑を予期していないことが問題なので、誘惑に対する行動をあらかじめ用意してみましょう。

資料をつくろうとデスクに座ってパソコンを立ち上げたら、フィットネスグッズの広告が表示された。そこで、解説やレビューを読んでいるうちに欲しくなって買ってみた。商品が届いたけど、まだ封も切らずにいる。

このように、**見通しの悪い未来、つまりやらなければならない課題を前にしたときは、衝動的に望まない行動を選択してしまうものだ、ということを前提にします。**

衝動的な行動は、提示された刺激に対する反応として引き起こされるので、この刺激と行動のつなぎ替えをしてみましょう。

まずは負けてしまう誘惑を、なかなか断れない飲み会に例えて、断る方法を考えてみましょう。断る方法をあらかじめ用意しておくと、急に誘われたときにすんなりと断ることができます。

①決めセリフを言う：「ごめん。また誘って」
②逃げる：誘われそうな場面を避ける
③別の用事を用意する：常に通う講座をもつ

これに沿って、誘惑への対処行動も用意してみます。

①自分への決めセリフ：「今いいところだから」
②逃げる：ネットにつなげずに課題を始めてしまう
③別の用事を用意する：席を立って水分補給をしてデスクに座り直す

このように、あらかじめ行動を用意しておき、いざその場面になったらその行動を使ってみましょう。誘惑のたびに使っていれば、誘惑に反応しなくなるので、強く誘われている感覚もなくなっていきます。

脱線脳
実験2

× 画面を開くと目的とは違うページを見ている
○ 画面を開く前に「○○を調べよ」と言語化する

ネットで調べ物をするときには、「○○について調べよ」と口に出してから検索してみましょう。

画面を開いた途端、考えていたこととは違うページを見てしまうことがあると思います。こうなると、もともと調べようと思っていたことを思い出すのにも時間がかかるので、作業時間が大幅に延長してしまいます。

調べる前に言語化をすると、脳はこれから行うことの予測が明確になります。

メールを書く、天気を見る、買い物をするなど、日常的にいちいち言語化してからネットを利用すると、自分主体で行動することができます。

脱線脳
実験3

× 効率よく両手を使う

○ 両手に物を持たない

片手に物を持ったまま、次の作業に必要な物をもう片方の手に持つ。これが標準的な行動になっていたら、両手に別の物を持たないという実験をしてみましょう。

自分の行動がすぐに脱線してしまうと感じたら、両手に別の物を持っているはずです。食事中に右手に箸、左手にスマホ。コーヒーを片手に、新聞を読む。開封前の封筒を持ったままテーブルにある物をとる。こんな日常の当たり前になっている行動から変えてみると、脳が受け取る感覚データが変わることに気づくはずです。

右手に箸を持ったら左手は皿にそえてみる。コーヒーを飲んでいるときには、別の物に触れない。開封前の封筒を手にしたら、開封するまでは別の物に手を触れない。

このように、両手に別の物を持たないようにするだけで、1つひとつの作業を完結させていく姿勢をつくることができます。

空いた手で物を持たないようにするとき、脳内では、刺激に対する抑制が働いています。視覚データとしてスマホが見えたときに、頭の中では「SNSのチェックをしたい」「メールが来ているかも」「新しいニュースがあるかも」と考えていますが、この考えは、空いた手を動かしたときに発動しています。見た物に手を伸ばすという原始的な反応の後付けとして合理的な動機を用意しているのです。

試しに、伸ばした手を引っ込めてみると、考えが切り替わることに気づくと思います。

空いた手を伸ばさず引っ込めることは、自分の行動を制御する上で重要な役割を担っているのです。

脱線脳
実験4

× 怠け癖が出ると先延ばしをする

○ 脱線しそうになったら6秒息を吐く

誘惑や、予想していなかった場面に出くわしたときの行動プランが決まっていなければ、衝動的な行動を避けるのは難しいです。

先延ばしは、怠けているのではなく、予測しない行動の選択肢が突然表れたことで、衝動的に意図しない行動を選択してしまった結果です。

衝動買いと同じ対策で先延ばしを防いでみましょう。

衝動買いを防ぐには、どうしますか？　おそらく、店舗ならその場から離れる、ネットショッピングならそのページから離れて、別の商品を閲覧した後に、まだ欲しいと思うかを検証すると思います。

同じ方法で、衝動的に選択しそうになった行動、例えばＳＮＳをチェックしようとしたスマホを置いて、別の場所まで歩いてみると、今選択すべき行動に気がつくことができます。

衝動が過ぎていくことを体感できると、衝動をコントロールできるようになっていきます。衝動的な行動には、高い心拍数と速い呼吸が必要です。反対に、心拍数と呼吸数を下げてしまうと、衝動的な行動がとれなくなります。

人の話や画面に表示されたメッセージなど、刺激に対して反応しそうになったら、6秒息を吐いてみましょう。6秒息を吐くと、吐き切って陰圧になった肺に自然に空気が入り、4秒吸い込む「10秒呼吸」ができます。

衝動的な行動をしているときには、息を止めていることもあります。呼吸は、息を吐くことから始まります。息を吐いて肺の空気を抜くことで、自然に呼吸が始まれば、心拍数は低下します。今の呼吸を観察してみましょう。息を吸うほうに意識が向いている場合は、心拍数が上がりやすいので、吐くことから呼吸を始める実験をしてみましょう。

脱線脳
実験5

× スマホでメールやSNSを常にチェックする
○ 常時チェックですることは「遅れている」ことの確認だけ

仕事の連絡や友人の投稿がアップされていないかを常時チェックすることの効果を、メタ認知で考えてみましょう。今すぐに返信できないときにスマホでメールをチェックしてしまうと、その場で対応できないことが増えてしまいます。今はできないのに、後からやるべきことがある、ということを確認するのは、自ら先延ばし課題をつくってしまったのと同じです。

常時チェックは、自分に対してプレッシャーをかけ続けているだけで、生産性が上がるわけではありません。

確実に対応できるときだけメールやSNSを見るようにしてみると、1日に2回程度しかタイミングがない人が多いです。午前と午後に1回ずつ対応すれば、実際には困らなかったということも体験できると思います。

先延ばしは衝動的に起こるので、衝動的な行動を起こさせる環境設定を避けましょう。作業中に衝動行動が起こる典型的な刺激は、メールやショートメッセージ、スレッドなどです。

常に周りの動きに遅れないように、メッセージに応答できるようにしておくと、結果的に、自分の作業が先延ばしされて遅れてしまいます。最終的には、周りの流れに間に合うように自分の作業に負担がかかるので、考え方を変えてみましょう。

周りの流れを主体にするのではなく、自分を作業の主体にします。自分の作業が終えられていれば、周りの状況に即座に対応できます。このように考えて、作業中には、メッセージが表示されない環境を設定しましょう。

脱線脳
実験6

× 思いつくと物を持ったまま動き回る
○ 食事中に思いついても食事を中断しない

思いついたことを一旦頭の中にストックして、まずは目の前の作業を完結させる。これを可能にしているのは、**ワーキングメモリ**という記憶機能です。このワーキングメモリの能力が低下すると、作業効率が低下するだけでなく、次々と行動が移り変わってしまうようになります。

作業をしている最中に思いついて動き出す→作業に必要な物を別の場所に置く→そのまま置き忘れて、作業を再開するときに、物を探すところから始めなければならない。このようにして、1つも完結しない行動が生み出されてしまいます。

そこで、**物を持っているときは立ち止まり、その作業を完結させるようにしてみましょう。**

実験しやすいのが、食事中です。食事中には、やり残したことや新しいアイデアを思いつくことが多いです。これは、食事によって口腔内の感覚や筋肉の動きなど、身体感覚の明確なデータが脳に届けられ、デフォルトモードネットワークによって脳内の情報がまとめられるからです。ここで思いついたら、スマホで検索したり、調べ物を始めることがあると思いますが、食事を中断しない、という実験をしましょう。

実験してみると、せっかくの思いつきが成就しない気がしてもどかしく感じられると思います。しかし、食事を続けていると、思いついたことの考えがさらにまとまっていき、別の視点からとらえ直すこともできて、思いついた内容がランクアップします。行動を途中で切らずに完結させることで、エネルギー消費を抑えて考えに集中させることができ、なおかつ、ワーキングメモリの強化もできます。

脱線脳
実験7

×座って集中し続けるように努力する

○課題の前に5分だけ走る

集中力を取り戻すのに必要な時間は、5分あれば充分です。集中力が切れてきたと感じたら、5分間、軽く走ってからデスクに座って課題に取り組んでみましょう。これは、運動によってドーパミンが増えて、ドーパミンが他の感覚情報をマスキングしたことで、目の前の課題に集中できるようになる、というメカニズムです。

在宅勤務中ならば、仕事前に軽く走る、ということもやりやすいかもしれません。ウェアラブル端末を使用しているならば、220から年齢を引いた値を上限に心拍数を上げるのが目安です。ランニングができなくても、5回だけスクワットをするなど、少し心拍を上げてから課題に取り組むだけでも、集中しやすいことが体験できると思います。

第３章

「取説脳タイプ」の解決策

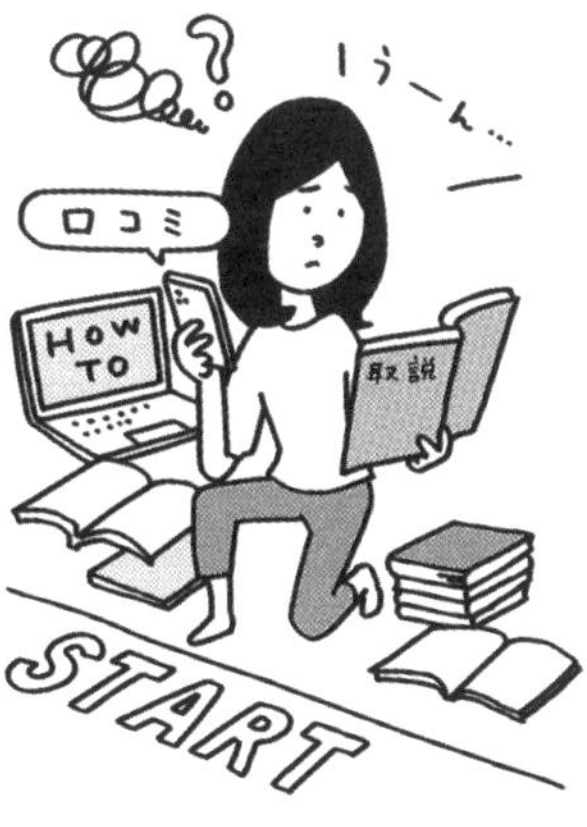

とりせつのう【取説脳】：やり方がわからなくて先延ばし

取説脳タイプの特徴

取説脳は、取扱説明書に依存するあまり、自分の判断で行動できず先延ばしをします。やるべきことのやり方がわからず、思考が停止して先延ばしをするのが特徴です。やり方を模索して準備に時間がかかるのも傾向の1つでしょう。心配性で用心深い人や、疲れやすい人がなりやすいタイプです。「納得できないと不安。行動して失敗したくない」という気持ちから、なかなか動き出すことができません。

行動できない人の脳は、メディアなどから発信される「体感を伴わない情報」が詰め込まれ過ぎて、行動を選択するために使える情報が言語に偏ってしまい、体で感じる感覚情報が不足している状態です。体からの感覚情報が足りないと、脳は具体的な行動を企画することができなくなります。

取説脳タイプの解決ポイント

- 自分主体で行動予定を立てる
- 準備に時間をかけない
- まだ起きていない失敗や言葉だけの情報に縛られない
- 不安になったら経過報告をする
- 突発的な作業に積極的に手をつける

取説脳
実験1

× 人から言われたことをする
○ 最初から最後まで自分の裁量で完結できる作業を確保する

取説脳の人は、相手からの指示に対して、どうやってやるかまで説明されないと、途端にフリーズしてしまう傾向があります。上司や家族に何と言われるか、ということが気にかかる。または、実際にはいない「倫理人」のような存在ににらまれないようにしているのではないでしょうか。

しかし、いつも丁寧な指示をもらえるとは限りません。やったことがない作業を「これやっといて」と指示されたり、新しい取り組みについて「来週から始めるので準備をお願いします」と依頼をされることもあるでしょう。

指示された行動に対して自分の裁量で行動しているときには、物事が流れるようにスムーズに進むと感じる**「フロー体験」**が起こりやすいことが明らかになっています。

最初から自分で企画し、最後まで自分で決めることができる作業を行うと、それをやり終えたときの感覚は、「転移」によってその他の行動変容に派生します。行動が転移すれば、先延ばしそのものを防ぐよりも、簡単に先延ばしを避けることができるのです。

過去の資料や、過去にやったことのある類似した取り組みから、行動を始めてみるのも良いです。過去の題材なら結果が明らかになっている分、失敗への不安は少なくなります。

やり方がわからないときは、指示を出した人に確認するというのでも大丈夫です。その際には「自分はこうしようと思うのですが、よろしいでしょうか？」と、主体はあくまでも自分で組み立てていきます。

他人の評価とは無関係なところで選択できる作業を最初から最後まで完結させて、「倫理人」の存在に勝てる感覚データを手に入れましょう。

取説脳
実験2

× もう少し調べないとできない

○ 調べる作業も本番の作業中にやる

資料をつくるには、必要も不必要も含めて膨大な情報が必要です。ネットで検索する、本を読む、話を聞くなど、充分な時間がないために、資料をつくる作業に取りかかれないと思ったら、割り振った資料づくりの時間の中に、情報収集の作業も含めてしまいましょう。

資料をつくるというプロセスの中に読む、分析する、俯瞰するなどもすべて含めて、作業時間だけを割り振っておけば、プロセスは確実に前進します。

割り振った時間の中で作業をしてみると「その準備がなくても本番の資料づくりを始めたほうがいいのでは？」など、作業を簡略化できることに気づくはずです。実際に作業を始めてしまえば、その感覚データから予測が立ちやすくなります。始めに計画を練らなければ、と思うならば、計画を練ることも本番作業に含めてしまい、とにかく本番が始まっているという既成事実をつくりましょう。

資料をつくろうと思ったときに、使うパソコンの使い勝手の悪さが先延ばしの原因になったことがあるかもしれません。または、パソコンにアプリを入れ過ぎたりフォルダをつくり過ぎて、パソコンという作業場が、別の作業の選択肢があり過ぎる環境になっているかもしれません。

こうでなければ作業を始められない、という無意識の思い込みに気づいたら、今ある物でやり始めてみる実験をしてみましょう。

例えば、手近にある用紙の裏に、ペンで殴り書きをしてみると、準備がなくても作業が始められることに愕然とするかもしれません。

作業が始まってしまうと、おおごとだと思っていたことが、何でもないたやすいことのように感じられます。これから立ち向かう課題が難敵だと思ったら、それは予測不足だと考え、手作業から始めて感覚データを脳に集めましょう。

取説脳
実験3

× 上手にできないと困る
○ フィードバックから作業が始まる

出された指示に対して「上手くやらないと」「失敗してはいけない」と強く思い込んではいませんか。失敗をしないように念入りに準備をしたり、「失敗だ」と感じると思考が停止してしまう人もいるかもしれません。

失敗を恐れるということがあるならば、それは失敗ではなく、予測とは異なる感覚が脳に入ってきただけ、と考える実験をしてみましょう。

脳は、行動によって得た感覚で、次の行動を修正する**フィードバック**というシステムで動いています。予測と実際の感覚の差が大きいほど、「失敗」ととらえるわけですが、異なる感覚データを得ていかなければ、行動は向上しません。人間の行動は、成功や失敗があるのではなく、次の最適な行動のための情報収集をし続けているのだと考えてみると、過度な緊張が生まれるのを防ぐことができます。

「失敗した」という感情を生み出す原因になるのが、過度な視覚情報と、言語情報です。画像を見てその気になる、話を聞いてその気になる。しかし実際にやってみたら全然違った、という経験があると思います。一方で、体の動きの感覚である固有感覚や触覚、温度感覚のデータでは、予測データと実際のデータとのギャップは起こらないので、「失敗した」という感情が生まれません。体を動かして体感による情報を得ていけば、失敗を恐れなくなります。

失敗を避けるために情報収集をするならば、まずほんの少しだけ作業に手をつけてからにしてみましょう。体の動きのデータを得てから視聴覚の情報を得ていけば、情報の読み取り方が変わります。予測と実際のギャップは少なくなるので、失敗がそれほど恐くなくなります。

取説脳
実験4

×やり残しを見つけるとやる気がなくなる
○やり直しが満足の中核を担っている

「終わった」と思ったのにまだやり残しがあった。「できた」と思ったのにやり直しになった。こんなときに、やる気がなくなり、先延ばしをしてしまうことがあると思います。やり直し力を高めるために、やり直しに対応できる動作を、日常的につくってみましょう。

例えば、手荒れを防ぐためにゴム手袋をつけて皿洗いをしていたとして、洗い終えたと手袋を外したら、まだテーブルに運んでいない皿が残っていた。こんな場面で、手袋を再びつけてみる。やる気の有無とは関係なく、動作で感覚データを脳に入れてしまいます。

仕事でも、完成したはずの資料の一部に情報不足があったことや、相手に提出をしたのにやり直しを求められたこともあるでしょう。

「まだやらなきゃいけないことがあった」「面倒くさい」と思ったらすぐ「手を動かす！」と自分の手に命令をしましょう。

気持ちを切り替えるのは難しいですが、思い通り動かせる手はあるので、手を動かしてデータ収集をするのです。ここでも、見た目や言葉より、体の動きや触り心地が作業再開の重要な役割を担います。

作業する道具の使い心地、触り心地にこだわって、お気に入りの道具で作業をしてみると、それに再び触れたいという感覚が、作業再開の助けになることもあります。

このやり直しこそが、本当に作業が完了したときの満足感につながるのです。

やり直しは80点のものを100点にする作業です。

最初に「できるかも」という期待が高まり、やる気になったのはドーパミンの作用です。

結果、80点の出来で終えると、期待より低い報酬にドーパミンは著しく低下します。

一方、やり直しをしているときはテンションが低いですが、100点の結果になったとき、セロトニンが増えて満足感が生まれます。

まやかしの期待より、現実の満足を選択しましょう。

取説脳
実験5

×「知らないの？」と言われたくない
○「知らない」と言ってみる

「録画した番組を最後まで見なければいけないので、眠る時間がありません」という相談がよくあります。なぜ、それほどの情報を仕入れなければならないのか、と一緒に考えてみると「知っておくべきだと思うから」「自分だけ遅れてしまうから」という理由でした。

自分の行動の動機が、他人からの評価という外発的な動機になっていると、他人からの悪い評価を恐れて行動が支配されてしまいます。

その他人から、かけがえのない自分の時間を取り戻す実験があります。「なんで？」「これ知ってる？」という問いかけに答えようとせず、「知らない」と言ってみましょう。「知らない」と言ってみると、追い立てられた気分から解放された感じがすると思います。

ここで、なぜ知らなくていいかということについて、ある研究を紹介します。

認知科学者のトーマス・ラドエアーの研究では、私たちが学習で得られる知識の目安が示されています。人生70年の間、一定の速度で学習を続けると仮定した場合、どのくらいの量の情報を有することができるかを計算した結果、その量は1ギガバイト程度だったとしています。それは容量の少ないノートパソコンだったとしても、120〜250ギガバイトですから、私たちが持てる情報量はいかに少ないかがわかると思います。

どれだけ情報を仕入れても1ギガ程度の情報しか得られないのだとしたら、それは相手も同じです。1ギガ同士で、自分はこれだけ知っているという競争をするのも、なんだかばからしいと思えたら、思い切って「知らない」と言ってみましょう。

知らないことへの恐怖心は、人間関係における「信頼を司る腹側迷走神経系」の抑制が解除され、「競争を司る交感神経系」が働くことで引き起こされます。自分の優位性を示すために競争に勝つ交感神経系は、あくまでも、危機状態を乗り切るシステムであって、常時起動するシステムではありません。常時、「何か」から遅れをとらないようにと緊張していると、本当の危機状態のときにはこのシステムが使えず、それが自分にとって大切な課題の先延ばしを生み出してしまいます。

取説脳
実験6

×まだ何もやっていない
○どこまでやったかを言語化する

到達を100としてどこまで、という感覚的な数値でもよいので、とにかく進行状況を数値化してみましょう。

重要なのは、0は使ってはいけないこと。先延ばしで悩む人に「今、作業はどのくらい進んでいますか?」と聞くと、「0です」と断言する人が少なからずいます。「0だ」と先延ばしを宣言したとき、脳の中で変化が起こります。脳内の痛覚が反応するのです。これを調べた研究は、数学の問題を使って嫌な問題に取り組まなければならないときに、その問題を想像しているときの脳の画像をfWRIで測定しています。すると、痛覚をつかさどる部位が活発になっていることが確認されました。そして、その嫌な課題に実際に取り組んでみると、痛覚中枢の働きは低下しました。

つまり、嫌な課題を先に延ばすことは、脳にとってひどい仕打ちであり、手を動かして作業を始めてしまえば、脳はひどい仕打ちから解放されるということです。

これを踏まえて、課題の到達度は1から100までの数字を言語化しましょう。2ならば、1よりは何が進んだのかを言語化すると、3になるには何をすればよいのかが明確になります。

脳は「何もやっていない」という言葉で、先行きが見通せなくなります。見通せなければ、脅威に対する防衛反応で先延ばしが起こり、脳内では痛みが生じてしまうのです。**自分の脳に脅威を与えないために、わかりやすく現在地を数字で教えてあげましょう。**

取説脳の人の中には、どこまでやったかを相手に知られるのに抵抗がある人もいます。途中の作業を人に見せることに抵抗がある人は、動機を変える実験をしてみましょう。

「今はまだ見せられる段階じゃないと思って資料を送らずにいると、期限ギリギリになっていて、結局期限を守れないことがあります。作業のクオリティを高めようと思っているのに、期限を守れないなら意味ないよね、と言われてしまいました」

こんな相談もいただきます。「作業のクオリティを重視しよう」と考えているときは、その作業の動機が他者からの高い評価を得ることになっています。つまり外発的動機で動いているのです。

外発的動機で作業をすると、期待した報酬が得られなかったときに、一気にやる気を失ってしまいます。そこで、内発的な動機で作業をしてみましょう。

資料作成の作業ならば、その資料は読む相手に理解してもらうためにつくっているのであって、理解さえしてもらえれば、もしかしたらその資料は不要かもしれません。

資料はあくまでも、相手と目的を共有するツールだと位置づけましょう。「共有」や「共感」を目指せば、外発的動機づけの高代謝状態から、内発的動機づけの最適な代謝状態をつくることができます。

相手に理解してもらう手っ取り早い手段は、その相手の意見を聞いてしまうことです。

資料完成の2割程度、自分の姿勢や意図が伝わる程度のものができた時点で、一度相手に預けてみましょう。相手からの意見がもらえれば、理解してもらうという目的に近づきますし、作業の見通しも立ちます。

相手と成果を出すという種類の書類ではなく、ただ提出しなければならないだけのもの、ということもあるかもしれません。「ただ残しておくだけの資料なので、どんな風にやればいいかはわかっているのですが、なかなか取りかかれず、やり始めると細かいところが気になって時間がかかってしまいます」というようなお声もあります。

この場合は、**その作業自体が生じないためにはどうすればいいかを考えてみましょう。**ルーティン作業としてなぜやるのか疑問を持ったこともない作業ならば、その作業が生じている原因や目的を見れば、先延ばしの対象になる作業を1つ減らせるかもしれません。作業への臨み方を変えてみましょう。

取説脳
実験7

× 事前に調べておかないと動けない
○ 行動のために必要なのは、言語情報ではなく体からの感覚情報

行動を選択するときに、たくさんの情報があれば選択しやすいか、というとそうではないことが多いです。むしろ、わからない専門用語、多過ぎる情報によって行動できなくなることがあります。または、なんとなく名前を知っている程度なのに、知った気になっている用語、例えば「自然派」「オーガニック」「グルテンフリー」などに引きつけられて、望まない行動選択をしてしまうこともあるでしょう。

実は視聴覚の言語情報だけで行動選択をしている場合は、自分だけの力で選択しているのではなく、他人の意思決定を真似したり影響を受けているに過ぎません。

言葉による情報に振り回されず、これまでの経験や、新たな実験など、体からの感覚データを取得した上で行動を選択してみましょう。

第 4 章

「武勇伝脳タイプ」の解決策

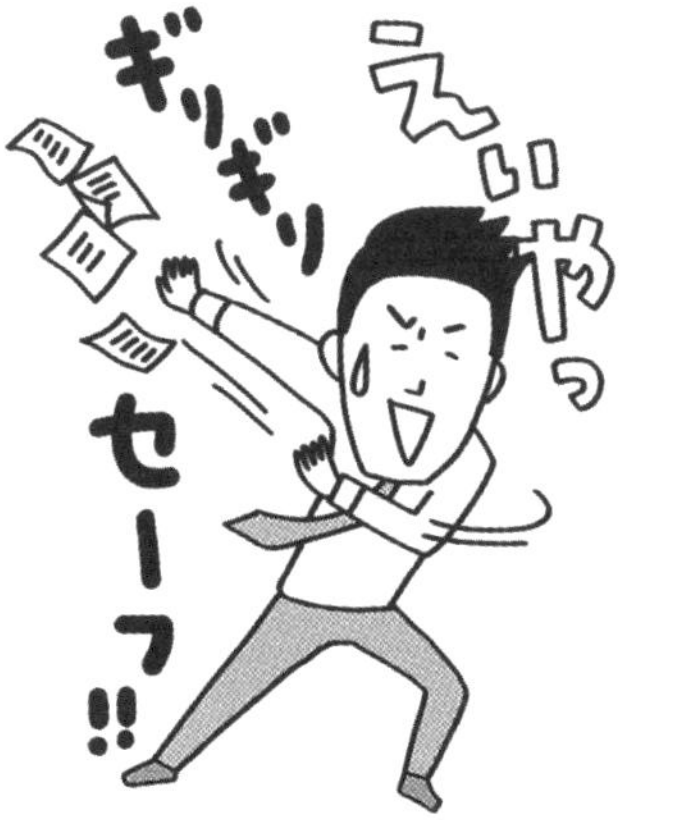

ぶゆうでんのう【武勇伝脳】：ギリギリにならないとやる気にならず先延ばし

武勇伝脳タイプの特徴

武勇伝脳の人は過去に締め切りギリギリで作業を完遂した経験から、「まだ大丈夫」と先延ばしをするのが特徴です。いつも締め切り間際で苦しみますが、過ぎてしまえば、けろっとして、同じことを繰り返します。常にタスクが多く、時間管理を誤った結果としてギリギリになってしまう人もいるでしょう。

武勇伝脳では締め切り間際の過度に交感神経活動が高まった状態＝仕事がはかどっているという認識がつくられてしまうことがあります。しかし実際には、過度な交感神経活動ではパフォーマンスが低下しているのです。「仕事がはかどっている」という認識があると、自ら過度な緊張状態をつくり、その反動で過度に低活動な状態になるという激しいアップダウンを繰り返す行動を選択してしまいます。激しいアップダウンで脳と体はエネルギーを消耗するので、本来は簡単にできるはずのことを先延ばししているのです。

武勇伝脳タイプの解決ポイント

- 作業時間の見込みと実際の時間を調べる
- 動作を連続させる
- やりっぱなしにしない
- 希望的観測に頼らない
- フットワークを軽くする

武勇伝脳
実験1

×　時間管理アプリを使う
○　まず自分の作業の所要時間を計ってみる

「締め切りギリギリになってしまうのは、時間管理が下手だからだ」と考えて、あらゆるツールを試してみたことがあるかもしれません。時間術が身につく手帳、デイリープランナー、タスク管理アプリ、書き込み式カレンダーなど、時間管理のツールがデスクやスマホの中にあふれているのに、結局締め切りギリギリになってしまう。

そんなときは、まずは1つひとつの作業にかかる時間を計る実験をしてみましょう。時間管理ツールを用意しても課題遂行が変わらないのは、問題が時間管理能力ではないからです。時間を管理されて、次はこれ、その次はこれ、と課題を出されても、自分はどの課題にどれくらい時間がかかるのか、その1単位が明確になっていないと、制限時間内に作業を終えることはできません。

まずは、自分の行動の所要時間を計って1単位を知る実験をしてみましょう。

武勇伝脳
実験2

× 時間を見積もるのが苦手
○ 所要時間を見積もり、終了後に修正する

武勇伝脳の人の中には「自分は、何にどのくらいの時間がかかるのかを見積もるのが苦手」と決めつけてしまう人がいます。2時間で終わると思っていた作業が、実際には4時間かかってしまい、結果的にギリギリの時間になってしまうのです。これでは時間という資源を活用できなくなってしまいます。

得意か苦手かではなく、行動の1単位の長さを知り、空いた時間にそれを当てはめていく実験をしてみましょう。

まずは、入浴や洗顔など、日常的な行動から計ってみましょう。いつも通りの行動をする前に、**スマホのストップウォッチをオンするだけです。**

こうすると、例えば「ゆっくり入浴したい」の「ゆっくり」とはどのくらいなのかが明確になります。普段の入浴が10分で、ゆっくり入浴したのが30分だったとしたら、「今日は

疲れをとりたいから30分コースにしよう」「やりたいことがあるから10分コースにしよう」と目的をもって時間を割り当てることができます。

これができたら、次は仕事場面で実験してみましょう。メールチェックをするときにストップウォッチをオン。資料閲覧時にオン。書類作成時にオン。という感じで、各作業にかかる時間を計ってみると、自分の1日の時間がどのように構成されているのかがわかってきます。

1つの作業にかかる時間単位がわかったところで、空いた時間に作業を組み込んでみましょう。「出発まで30分時間がある。40分の作業を選ぶと途中になっちゃうけど、15分の作業なら終えられそう」という感じで、作業を選択すれば、隙間時間でも自分のやるべきことを終えられることができます。

この実験をすると、あることに気づくはずです。それは、**あいまいな見積もりをしていたときのほうが気分が盛り上がっていた、そして、そのほうが疲れていたということです。**

可能性にすぎない見積もりでドーパミンによる期待感で、無駄に高代謝状態になり疲弊していたことに気づけたら、時間の見積もりの苦手意識から解放されます。

武勇伝脳
実験３

× 作業が完了できそうな期限を設ける
○ 期限より前に終わらせる

予定より早く作業を終えられると、それは脳にとって予期していなかった報酬になります。これを得られると、脳にはドーパミンが分泌され、その報酬を得た行動が強化されます。**期限より前に仕上げたという行動が強化されれば、ドーパミンの作用による高い集中力をうまく利用することができるのです。**

武勇伝脳の実験２に慣れてきたら、自分の中での締め切りを設ける際に、実際に完了できそうな期限より前に作業を終えられるように実験してみましょう。作業に慣れてくると、早く、効率的に行動できるので、自然に期限前に終えられることもあるでしょう。

このように些細な場面で、期限より前に終えられたという条件がつくられると、ドーパミンによる強化学習で、他の行動にも反映される転移という現象が起こります。

武勇伝脳
実験4

× 打ち合わせが終わったら次の仕事に取りかかる
○ 決まった作業に少しだけ手をつける

仕事の打ち合わせが終わったら、そのまま、打ち合わせで決まった作業に少しだけ手をつけましょう。例えば、文書ソフトやプレゼンソフトを立ち上げて、タイトルやほんの1行程度だけでも書き入れて、名前をつけて保存しておくのです。

こうすることで、脳にとってこの作業は「続き」になります。脳は、前部帯状回、補足運動野などで、体の一連の動きを保存し、再び必要になったときに、それを出力することで、毎回行動を企画する手間を省いています。この「一連の動き」をどこまで一連にするのかが、先延ばしが起こるか否かの分かれ道です。

打ち合わせを終えたところまでを「打ち合わせという一連の作業」だと保存すると、次の資料作成は別のタスクになります。タスクを開始するときには、新しい行動の企画をしなければならないので、予測が不明瞭になり、不明瞭な未来への防衛反応として先延ばしが起こります。

一方で、決まった作業に1行だけ手をつけるまでを「打ち合わせ」として保存すると、予測が明瞭になり防衛反応を防ぐことができます。

これは、一気に仕上げてしまうということではありません。先の展開を少しだけ脳に見せてあげることが目的なのです。

日常的に試しやすいのが、夕食後の実験です。

夕食後に「皿洗いが面倒くさい」と思ったら、あなたの脳では食べ終えるところまでが「夕食」と保存されています。そこで、次の行動を新たに上書き保存をします。

夕食を終えたら、皿を1枚だけ持って流し台に行き、その皿を洗って拭いて、食器棚にしまいます。ここまでを「夕食」と保存したら、その後の行動は自由です。

こうすることで、以前より皿洗いを面倒だと思わなくなっていることに気づくはずです。

武勇伝脳
実験5

×やりっぱなしでなんとなく過ごす
○細かい作業を1つずつ完結させる

武勇伝脳の人は細かい達成感が先延ばし防止につながることがあります。

動作の区切りを意識して、1つずつ完結させるようにしましょう。

例えば、家に帰ってきたときに、玄関に靴を脱ぎっぱなしにするよりも、脱いだ靴を揃えるようにしてみましょう。他にも、バッグの口を閉めたり、お菓子を食べるときに袋から食べずに皿に盛る、スマホを使ったら充電器に戻すなど、1つひとつの作業の「終わり」が脳にわかりやすいようにしてみましょう。

1つの動作を完結させてみると、行動の見通しが立ちやすくなります。

日常的に行動の見通しが立ってくると、仕事中に関係ない作業の割り込みがあったときも、すぐに手をつけずに「ここまでやってから見よう」という意識に変わっていきます。

これは、一連の動作が完結しているほうがエネルギー消費が少ないことに由来していま す。動作を完結させると「途中」の動作を覚えておく必要がなくなります。この覚えてお くことに多大なエネルギーが使われているのです。

実際に感じる気分は、「スッキリした」という感じです。動作が完結しているので、気持ちがスッキリして、過度に高揚することなく落ち着きます。このスッキリ落ち着いている状態を日常の中に確保してみましょう。

これは、武勇伝脳の実験4の「決まった作業に少しだけ手をつける」という実験と矛盾するのではないか、と思われるかもしれません。

この2つの実験は、見通しが立ちやすくする狙いは同じですが、戦略が異なります。実験4は、これから起こる事態の予告編を脳に見せています。一方、この実験5は、**気になっている途中の作業を脳内にストックすることを防ぎ、行動の選択肢を減らしています。**作業を完結させて、選択肢を減らせば、迷わず次の作業に取りかかることができます。

武勇伝脳
実験6

×ギリギリで達成できたことをSNSに書き込む
○自分にとっての「充実」を再設定する

他人に評価されるのを目指さずに、自分の行動をコントロールして理想の自分になることを目標にしてみましょう。

先延ばしで悩んでいる人に、「どんなときがうまくいったときですか?」と質問すると、「思い通りの1日を過ごせたとき」と答えられることが多いです。

つまり、**自分の目指す姿になれているかも、と感じられることが喜びであり、それが生きる目的になるということです。**

一方で、先延ばしをしているときは「みんなできているのに自分だけできない」「サクサク行動できる人になりたい」と言われることが多いです。

これは、他人と比較して自分を評価したり、他人から自分がよく見られることが目的になっています。前者が内発的動機で、後者は外発的動機です。

他人からの評価を求めてしまうと、それが得られたときには極端に高代謝状態になってやる気になり高揚感がありますが、期待した評価よりも低くなったときには極端な低代謝状態になり、不安や不満、やる気のなさを生み出します。

そもそも「ギリギリで達成できた」という優越感は、作業中の過度に交感神経活動が高まった状態が続いているに過ぎません。「時間ギリギリになってしまった」というマイナス部分が、緊張状態から解放された達成感で帳消しになっているに過ぎないのです。

これを「充実」と認識してしまうと、他人との会話やSNSで、自分はいつもギリギリで達成するタイプだということを公言するようになります。他人との比較が動機づけになり課題を達成したのですが、それを公言しても期待以上の評価が得られるわけではないので、虚しさを感じてしまいます。

これを避けるために、何が自分にとって「充実」なのかを再設定しましょう。思い通りの1日を過ごせたと感じられるようにいろいろな実験をしてみて、自分の人生の主導権を取り戻しましょう。

武勇伝脳
実験7

×やる気はあるけどなかなか体が動かない
○軽く動く足腰をつくっておく

先延ばしした課題をギリギリになって取り組んだとき、「重い腰をなんとか上げてやった」と表現する人が多いです。「重い腰」という言葉を使うと、自分の脳内で腰が上がりにくい動作が再現されるので、この言葉は使わないようにしてみましょう。

言語情報では、使った言葉で行動が左右されてしまうので、行動は不安定になります。いつでも安定して動けるように、実際に動く体を変えてみましょう。

運動を始めて3週間ほどすると、運動しないことが不自然に感じられて、「動きたい」という欲求が生まれることがあると思います。筋肉が動ける状態になっていると、体としては動くことが前提になるので、その体からの感覚データに合わせたやる気がつくられます。

すぐに行動を起こせる「軽い腰」をつくっておきましょう。股関節を使ってひざを高く上げる大腰筋の筋力が低下すると、日常生活の動作で、腰が重く感じられてしまいます。大腰筋のトレーニングは、簡単にできます。

①太ももの上げ下げエクササイズ

床にティッシュボックスを置き、それをまたいでみましょう。ボックスに脚が当たらないようにひざを高く上げます。

より負荷をかけられる人は、ゴムベルトで両方の太ももを束ねるように巻き、椅子に腰かけて、片方のひざをできるだけ高く上げて下ろすトレーニングをしてみましょう。

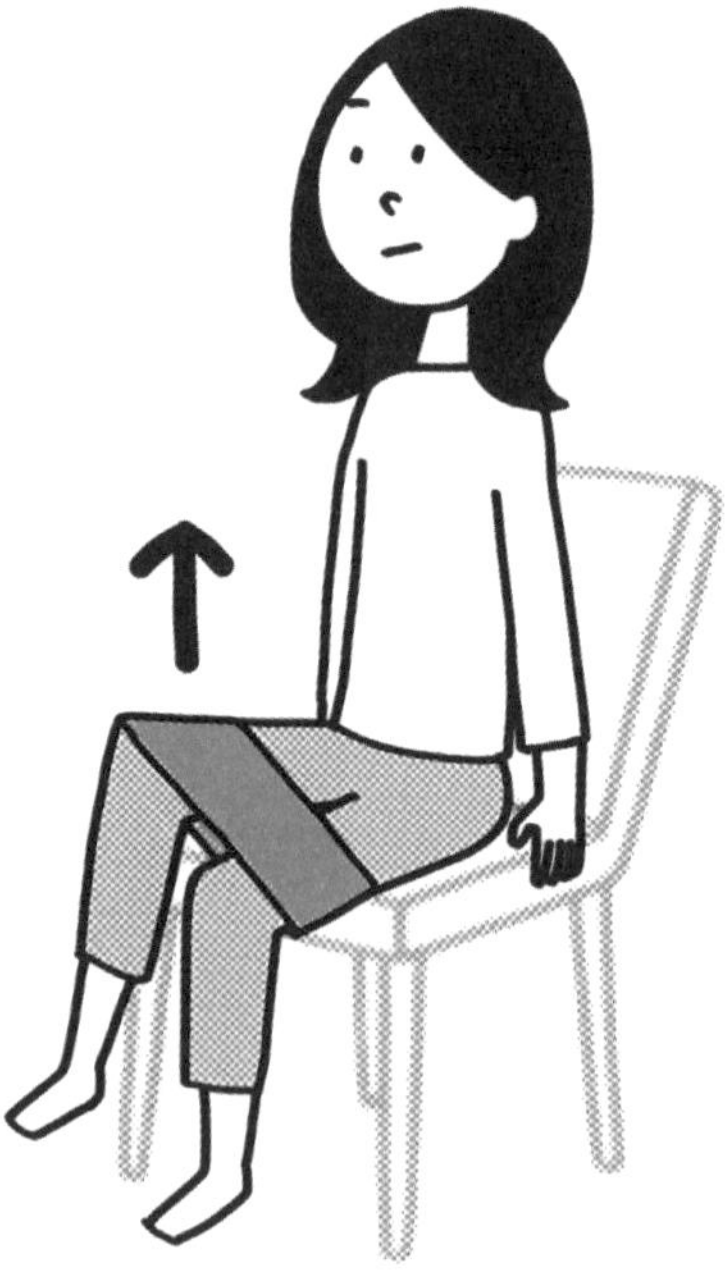

②スキーヤーワークのエクササイズ

椅子に腰かけて、肘を90度曲げます。体重を前に移動しておしりを浮かせます。

この姿勢を5秒キープして椅子に戻り、これを繰り返します。キープの時間を長くすると、負荷を増やすことができます。

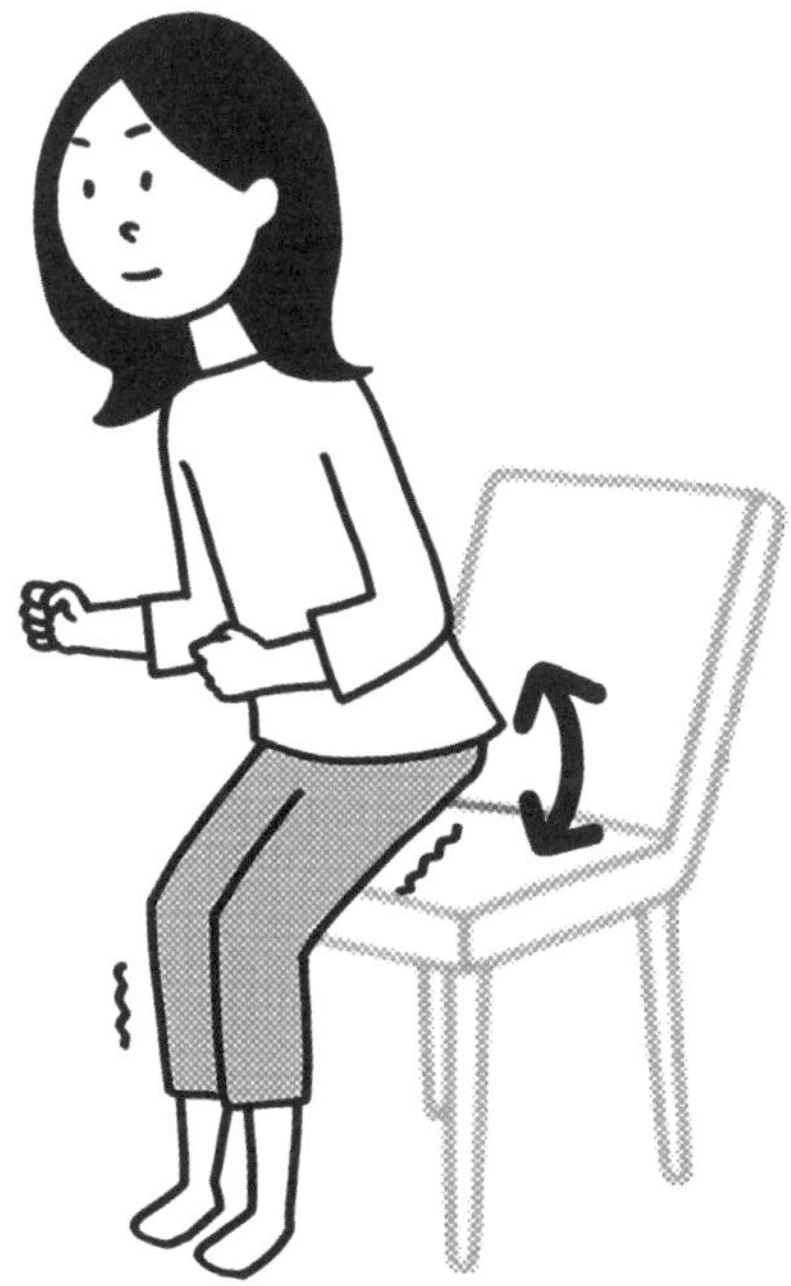

武勇伝脳
実験8

×もしかしたらできるかもと思ってギリギリになって連絡する
○間に合わないと感じたらすぐに連絡して その期限より早く仕上げる

予測能力が高まると防衛反応による先延ばしは起こりにくくなります。これは、自分だけでなく、相手の脳でも同じです。

早く連絡をすることでリカバリーが利きやすくなるだけでなく、連絡をした相手のやる気を低下させることなく物事を進めることができます。早いうちに連絡をしないと、相手は見通しが立たないことで脳の防衛反応が起こり、これからの行動に対するやる気がなくなっていきます。もし先に連絡があり、さらに変更した期限より早く完了した場合は、見通しが立つので、予定に対するやる気の低下は起こりません。

仕事だけでなく、友達との待ち合わせや家族から頼まれたことでも同様です。間に合わないかもと思ったらすぐに連絡をして、それより早く到着する実験を積み上げましょう。

第5章

「サボり脳タイプ」の解決策

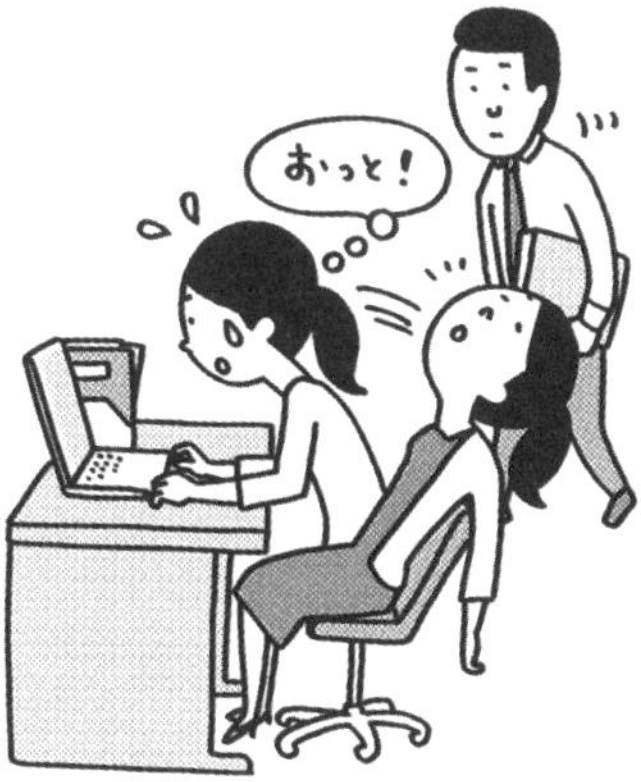

さぼりのう【サボり脳】：一人になるとだらけて先延ばし

サボり脳タイプの特徴

サボり脳の人は、職場など人がいる場所ではやるべきことをできるのに、一人になると途端に関係のないことを始めるのが特徴です。誰かの目や、やる気のある人と一緒にいないとサボってしまう、他力本願脳ともいえます。在宅勤務では仕事がはかどらない人や、自宅学習が苦手な人に見られる傾向です。

脳には、他人の動きを見たときに、それをそのまま脳内で再現するミラーニューロン群というネットワークがあります。バリバリ仕事をする集団に入ると、自然にバリバリ仕事ができるようになるのは、このミラーニューロンが関係しています。

この神経ネットワークに頼り過ぎていると、自分だけで課題に取り組む代謝状態をつくったり、行動を企画することができなくなってしまいます。

サボり脳タイプの解決ポイント

- 他人の評価に振り回されない
- 他人の行動と自分の行動を切り分ける
- 場所や環境の共有よりも、目的の共有を優先する
- 人に真似される側にまわる

サボリ脳 実験1

× すぐ怠けるので集団の中に身を置く必要がある

○ 自分の感情が他人の評価に影響を受けやすいと知る

サボリ脳は、他人の行動力や、監視の目に依存しているので、他人の評価によって行動が変わりがちです。

他人の評価によって自分の感情が操作されるということを知っておきましょう。

脳には自分がある状況に直面したとき、どんな反応をするかを予測する感情予測という現象があります。私たちは、無意識のうちに常に自分の感情を予測しているのですが、この感情予測は他人の評価という情報に影響されることが往々にしてあります。

感情予測に関する研究として、あらかじめ決められた短い時間内で相手と会話をしてパートナーを見つけるお見合いパーティーの場面での実験があります。

そこでは、相手のプロフィールを知っている人のグループよりも、他人の評価（誰が人気があるか）という情報を知っている人のグループのほうが、相手と話したときの楽しさについての感情予測が正確だったことが示されています。

つまり、他人の評価によってつくられた感情予測に自分の感情まで引っ張られてしまい、それが自分の感情だと思い込むのです。

他人の評価に自分の感情が操作される、ということを前提にしてみると、目的に見合う集団に意図的に入ったり、他人の評価から離れて自分の目的を見失わないようにする、という環境設定ができます。

自分の行動をコントロールするより、環境設定を変えてしまう方が簡単に行動を変えることができます。また、環境を一旦設定してしまえば、望ましい行動は再現できますし、継続させることもできます。メタ認知を使い、その環境が自分の目的に対して望ましい環境かどうかに注意を払い、先手を打って望ましい環境を仕向けるようにしてみましょう。

サボリ脳
実験2

× 周りに人がいるとやる気になる

○ 場の共有ではなく目的の共有をする

他人と関心事を共有することができるのは、人間が持っている特殊能力です。単に同じ体験をするということではなく、一緒に体験したという認識を持ちます。この共有が、自分の行動選択や他人とともに成し遂げることに影響を与えます。

他人と目的を共有できたとき、自律神経の腹側迷走神経系が働きます。過剰に代謝を高める交感神経系の活動を抑制し、適度に覚醒していい意味で力が抜けた体がつくられ、交感神経系が高代謝な状態より高いパフォーマンスが発揮されるのです。

自分の行動が社会の一部になっていることを確認したり、SNSで同じ目的をもって行動している人の記事に共感すること、目的を共有できるコミュニティに接することで、安定したパフォーマンスが発揮されます。

自分は行動の主体ではなく、ジグソーパズルのピースのような、全体を構成する1つ。だから、自分が得意な能力を磨くことで、全体の目的を達成する。このような考え方を、ジグソーメソッドと呼びます。

極端に高い成績を上げる社員は、必ず周りの人を巻き込み、自分だけで仕事を抱えないようにする傾向があることが研究で明らかになっています。

1つの作業のある部分を自分が担う、認知的分業を実験してみると、自分と他人の課題遂行の方法の違いにいら立つことが減ります。プロジェクトを進めるために、自分にはどんな役割があるかを考え、自分の持っている能力が必要な作業に注力することを意識してみましょう。

サボり脳
実験３

× 先延ばしをしなければ優れた人になれる
○ 自分の充実感を評価軸にする

先延ばしをしないこと自体が目的化すると、できたかどうかを人と比べ始めます。「すぐにだらけてしまって、社会人失格なんです。休日の様子を話すのも恥ずかしいくらいで、普通の人のようにはなれないんだと思います」

こんな相談の場合、特定の誰、というわけでもない、創り上げられた「誰か」と自分を比べる思考になっています。「誰か」とは、あるべき姿としてのイメージです。

他者から聞いた、ドラマで見た、小説で読んだ、そうすべきという周囲の空気。そんなもので創られた「誰か」からは、感覚データが得られません。データがなければ、それに見合う行動が企画できないので、体は動きません。

先延ばしをしないのは、脅威への防衛反応から動けなくなってしまうのを防ぐため、自分をいたわるためであって、他人、ましてや実在しない「誰か」の要求を満たすためでは

ありません。

「誰か」との比較をしていると、実際に自分が取り組んだことも見えなくなってしまいます。そこで、自分のパフォーマンスの評価軸をつくってみましょう。

日常生活の中で、「これ」ができているときはまあまあ充実しているというように、生活の核になる作業があるはずです。朝起きられること、シャワーではなく入浴をすること、夕食をつくること、洗濯物を出しっぱなしにせずタンスにしまうこと、テーブルの上に捨てられる物が置かれていないこと、などなど。

「これ」ができていないときは他人に目が向いているときです。だらけてしまったけど「これ」はできている、と観察できれば、それなりに満足感を得られるはずです。「これ」をするために妨げになる動線を変えたり、「これ」をやりやすい順番にスケジュールを変えるなど環境設定をすれば、自分のパフォーマンスを守ることができます。

サボり脳
実験4

× 仕事ができない社員にイライラする
○ 間違った動きに神経活動が反応しやすいだけ

ロボットの動きを観察しているときのミラーニューロンシステムを観測した実験では、ロボットが自然な動きをしたときより、少しだけ不自然な動きをしたときのほうが、ミラーニューロンシステムの活動が高まるという結果でした。

ロボットではなく、人の動きを見た場合でも同様の結果が得られています。例えば、野球やバスケットボール経験者がプレーの映像を見たとき、エラーをした動作にミラーニューロンシステムが強く反応するのです。

自分が予測した動作と他者の動作が少し違った場合、動作の修正や変更をしなければならないので、ミラーニューロンシステムが強く活動する。予測通りのときには、あまり活動しない。

つまり、いつもと少し違う動作ほど、脳に取り込まれやすいのです。

他人の行動を参考にしようと、集団の中に身を置くと、作業が進まない人に注意が注がれてしまう、ということを知っておきましょう。

運動だけでなく、感覚も伝染します。自分の足ではなく、他人の足が触られているのを見たとき、二次体性感覚野（Ｓ２）が活動することが、実験で明らかになっています。姿勢が悪い人を見ると、その姿勢で作業をしたときの感覚まで、自分の脳内で再現されてしまうということです。

望まない人の動作に自分の脳が乗っ取られないように、作業中は、自分の体で感覚データを脳に届けてみましょう。おしりをぐっとしめると、脚を組んだり、猫背になることができなくなります。作業姿勢は、脳の働きに影響を与えます。デジタル作業は、どんな姿勢でもできますが、姿勢が悪いと、無駄な情報をマスキングする前部帯状回という部位が働かなくなります。すると、無駄な広告やメールを目にしたときに、衝動的にそれらを見てしまいます。おしりをぐっとしめて、無駄な情報をマスキングしましょう。

サボリ脳
実験5

×とりあえず使った物は流しに置く
○流しに鍋だけは置かない

会社の仕事では、サボっていると催促がきますが、一人暮らしの家事となると、いつ、どのように作業をするのかは自分次第です。洗濯は衣服を他人から見られるので、ちゃんとする人もいるかもしれませんが、掃除や皿洗いは先延ばしが起こりやすい家事と言えるでしょう。掃除はP58の基本実験9を試してみましょう。

溜まったホコリや、流しに置かれた皿を見ると、「後にしよう」という考えが頭をよぎるかもしれません。この「後にしよう」という言葉は、脳の立場から正確に言い換えると「どうなるかわからない」ということです。わからないことはリスクが高いので、それを避ける体がつくられてしまいます。

この先延ばしには、脳に入ってきた視覚情報が関係しています。特に、その空間配置が重要です。流しにたくさんの物が置かれているほど、脳は高いリスクがあると判定してしまいます。

特に、物は多くないのにたくさんあるように見えてしまうのが、鍋が置かれているときです。大きなボウルや大皿が置かれているときも、その上に数枚の皿が乗っているだけでたくさんあるように見えてしまいます。

脳に伝える情報を変えるには、たくさん皿があるように見えなければよいので、流しに鍋だけは置かないようにしてみましょう。鍋を使って料理をつくり、皿に盛りつけたら、そのまま鍋を洗って拭いて引き出しにしまう。これを一連の動作にするだけです。これだけで流しの物は格段に少なく見え、脳が「リスクが低い」と判定するので流し台の前で立ちすくむことが減るはずです。

鍋や大きなボウルがなくなると、食事を終えた後すぐに皿洗いをするのも苦ではなくなりますし、先にお風呂に入るなどしても、後で洗い物に取り組みやすくなります。

サボリ脳
実験6

×もとをとろうとする
○共有することが目的

習い事や資格の取得など、他人に影響を受けて始めたことは、行くのが面倒くさいと思ってしまったり、提出物を先延ばしにしてしまうこともあるでしょう。そんなときは動機を見直す実験をしてみましょう。

本当は好きなことのはずなのに重荷に感じているときは、「もとをとらなければならない」という思考になっていると思います。費用をかけたのだから、その分はやらなければならないという設定は、過去の自分に「やらされている」受動的な課題設定です。他人（この場合は過去の自分）にやらされている場合、できなかったときの罰を恐れて、危機回避をする交感神経系を過剰に働かせています。ただ、交感神経系の活動は消耗が激しいので、それほど長く活動し続けることができません。1ヵ月程度経過すると、交感神経系の働きが低下し、交感神経系によって抑制を受けていた背側迷走神経系の活動が前面に出ます。

背側迷走神経系は、対抗できない課題に対して、生命維持を最優先に、動かずに過ぎ去るのを待つ**フリージング現象**を引き起こします。どうしても気持ちが向かない「やらなければならないと思っても体が動かない」となるのは、フリージング現象によるものです。

過去の自分に課題を強いられたことで現在の自分が動けなくなるのは、自然な現象なわけですが、過去の自分は、その当時、未来の自分に課題を課すために、習い事や資格取得を始めたわけではないはずです。おそらくは、同じ目標を持つ仲間と知り合いたい、勉強している人の集団に入りたいといった、社会的なつながりを求めていたと思います。

当初の動機である、人との場や出来事、知識の共有は、交感神経系を抑制する腹側迷走神経系の働きを活発にします。心拍や呼吸は安定したまま、高いパフォーマンスを発揮することができ、代謝活動が高いわけではないので、この状態は長続きします。

この信頼や共有という動機を再設定してみましょう。一緒に講座に通っている人と進捗状況を連絡し合ったり、場を共有したりすることが、自分のパフォーマンスを高めることに重要であると位置づけてみると、「もとをとらなければ」と責められていたときに比べて、体が軽く動くはずです。

過去の記憶は、現在の感覚データに修飾されます。体を動かさないでいると、「私は長続きしない」などという考えに修飾されて、自分を「できない人」と決めつけてしまいます。現在の動機を当時の設定に戻すことで、実際の行動で脳に届けられる感覚データは変われば、過去の記憶も変わります。

第 6 章

「集中脳タイプ」の解決策

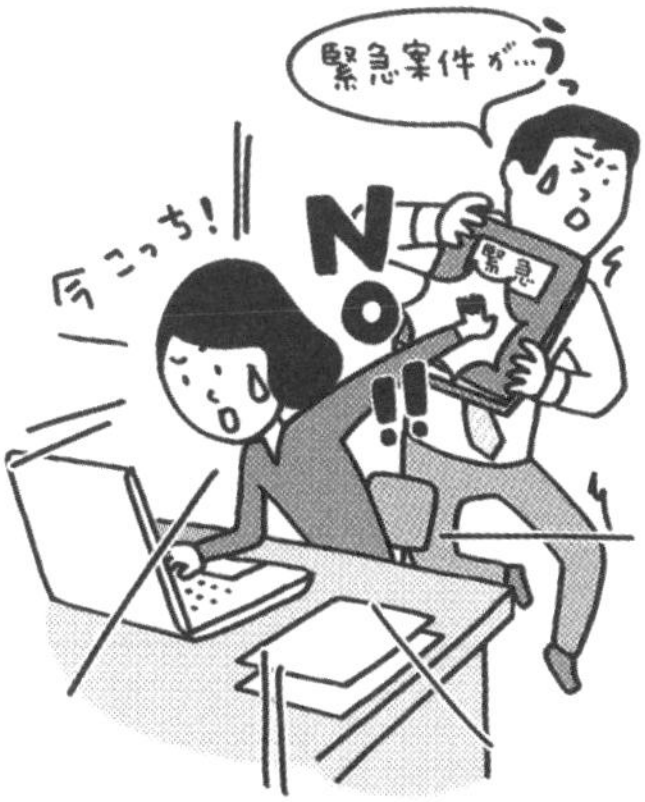

しゅうちゅうのう【集中脳】:1つのことをやり続けてしまって他のことを先延ばし

集中脳タイプの特徴

集中脳の人はやるべきことが複数あるのに、1つのことに集中してしまって、他のやるべきことを先延ばしするのが特徴です。正しい優先順位で作業できているなら問題はないのですが、臨機応変に優先順位を変えられず、終わりのないことを永遠にやってしまうと、結果的に何も終わらない状態になってしまいます。

目の前の作業を一旦記憶して、別の作業をした後で、作業を再開したときに再び思い出す記憶機能をワーキングメモリといいます。ワーキングメモリは、私たちの日常のあらゆる作業を支える重要な機能ですが、これが低下してしまうことがあります。

ワーキングメモリが低下すると、複数の作業の関連性を見つけて順番を考えることができなくなるので、場面にそぐわないことから始めてしまったり、中断していた作業を切り上げることができなくなってしまいます。

集中脳タイプの解決ポイント

- 時間で作業を区切る
- こまめに進捗報告をする
- 仕事を簡略化をする
- 過度なプレッシャーをかけない
- 見なかったことを増やさない

集中脳
実験1

× やり始めたら最後までやりたい

○ 時間で作業を区切る

集中脳の人は作業に没頭して時間を忘れてしまう傾向があります。脳にとっては次の行動が予測できないので、その作業への没頭が他のやるべきことを先延ばしにする原因になってしまいます。改善には定期的に作業が止まるようスケジュールの戦略を変える必要があります。

その時間以降は他のことができない、というように、あえてスケジュールの自由度を奪いましょう。

次の予定が入っている時間を告げられるのと、今の作業が終わる時間を告げられるのでは、どちらが見通しが立ちやすいでしょうか。

脳の立場では、作業そのものの所要時間を告げられる後者のほうが、目の前の作業の見通しが立ちやすいです。普段の生活を振り返ってみて、予定が開始する時刻でスケジュールを管理しているならば、そのスケジュールは、脳にとって目の前の作業の見通しが立ちにくく、先延ばし防衛反応を起こしやすいと言えます。

試しに、スケジュールを書き込んだら、開始時間だけではなく、終了時間も書き入れてみましょう。スケジュールに書くことを1つ追加するだけなので、簡単にできると思います。書き入れた上で行動してみると、予定の所要時間とは違う時間に作業を終了していることがあると思います。そうしたら、次の予定を入れるときに修正した所要時間を書き入れてみましょう。

所要時間の見積もり精度が高まったら、普段の作業時に活用してみましょう。「まだ出発まで時間がある」ではなく「これを○分やる」と考えると、時間をコントロールできてきます。

集中脳
実験2

× 中途半端な資料を見せるのは恥ずかしい
○ 始めて2割で進捗報告

集中脳の人が陥りやすい仕事の罠は**メール**と**資料作成**です。仕事の依頼や報告など、メールはあくまでも仕事の過程を担うもので、多くの人にとって本来やらなければいけない仕事が別にあるはずです。

「メールの文章をあれこれ考えていると時間がかかってしまいます。途中で保存されるようになっていたみたいで、すごい量の下書き保存になっていました」

というような相談もあります。

そもそも作業に完璧というものはありません。どんなに読みやすいメールを送っても、それによってプロジェクトが前倒しで動くわけではありませんし、完璧を目指しても文字情報だけではそもそもこちらの意図は正確に伝わりません。

同様に資料作成も時間をかけたのに徒労に終わってしまったというパターンも少なくありません。「1人では仕事はできない。相手と共有して進めていくものだ」と位置づけて、2割程度手をつけた段階で一度、相手に投げかけてみましょう。

ミスを犯さないようにすることや、見やすいレイアウトにこだわることが目的化してしまうと、どんどん時間がかかり、完璧を求めるほど息苦しくなっていきます。このような罠にはまっているときは、いずれも、他人からの高い評価を目指した外発的動機づけになっていることに気づきましょう。

大切なのは目的の共有や一緒に目標を目指していることへの信頼、社会の中で自分の位置づけを感じられることです。自分の優位性の確保から離れれば、腹側迷走神経系の働きによって、最適な脳と体がつくられます。

また、自分だけで考えていると、視野が狭くなり、勘違いに気づかなくなります。これは「構え効果」と呼ばれる現象です。構え効果を防ぐには、メタ認知で自分の思考を俯瞰することが必要ですが、実際に他人の視点を借りれば、あっさりと構え効果から脱却することができます。

集中脳
実験3

× 資料をつくるのに時間がかかる
○ 1枚だけの資料をつくってみる

集中脳の人はレイアウトや言い回しなど、細かい部分を気にして、資料作成が終わらない場合があります。

そんなときは「どうしても伝えたいことは何か」を自問して、それだけが伝わる資料を1枚つくりましょう。

同様に、賢そうな言葉を探さない、よりよい語彙を選ぼうとすることにエネルギーを費やさないようにします。文章のフォントをそろえることや、スペースキーを使って文頭をそろえることに注意が向いているときには、文章の内容に注意が向いていないことが多いです。手書きならば気にならないことが、デジタルデバイスで高機能になるほど気になってしまい、余分な仕事が増えてしまいます。

集中脳
実験4

×せっかくやり始めたからやめるのがもったいない
○途中で別の作業をしたほうが理解が深まる

資料づくりや、資料を読む作業では、時間で作業を区切ってしまうと「せっかく集中しているのに」と中断するのが惜しくなってしまうこともあると思います。そこで、**インターリーブ学習**という、別の種類の勉強を途中で挟んで学習の多様性を生み出す勉強法を取り入れてみましょう。

資料を読んだら、その内容について人に話したり、SNSに書いてみるなどアウトプットしたり、その反響があったキーワードをさらに調べるなど、学習様式を変えてみましょう。その際、必ずアウトプットを挟むのがコツです。フィードバックの仕組みにより、アウトプットをすると、不自然な点が修正され、次のインプットでの理解が変わります。

黙々と反復学習するよりも科学的に身になる学習方法としてアウトプットを挟んでみましょう。

集中脳
実験5

× 新聞を読んでいると時間がなくなる
○ 読むジャンルを決める

「新聞を全部読まないと気が済まないので、全部読んでいると寝る時間が遅くなります。読んでいない新聞が溜まっていると、あぁまた新聞を溜めちゃった、読まなければと、読めていないことに罪悪感を覚えます」

集中脳の人はこのように情報収集を徹底的に行おうとする傾向があります。溜めていた新聞やニュースサイトの記事、録画していた番組を観るのに時間がかかって、仕事や家事が滞ったり、就寝時間が遅くなるのです。

これらの情報を取得することがやらなければならない「課題」になっているのですが、なぜ、やらなければならないのかと聞くとこんな答えが返ってきます。

「全部読まないと読んだことにならないから」

そもそも生物が情報を仕入れる目的は、自分の行動を向上させることです。情報を行動に反映させて、リスクを避けたり生存の確率を高めるためにあるのが情報です。その情報をすべて読まないと読んだことにならない、という考えは、情報を読むこと自体が目的になってしまっています。この考えは、さらに深めていくと、人が知っていることを知らないのは恥ずかしい、知らないことで恥をかきたくない、という他者評価への恐れがあるようです。

他者の評価を恐れるあまり、情報取得が手段から目的にすり替わってしまうのです。自分に与えられた限りある時間を、何も他人の評価のために費やす必要はありません。知りたいことのジャンルを最大3つまでに絞り、その情報だけを読む実験をしてみましょう。

3つだけに絞ってみると、他のことは知らなくても困らないことに気づくはずです。これで、自分の行動の主導権を取り戻すことができます。

集中脳
実験6

× 汚い部屋でもどうでもよくなる
○ こまめに時間を区切って手を動かす

「テーブルの上にお菓子を食べた後の空の袋とかが置かれていて、前だったら絶対許せないことなのに、どうでもよくなっている自分に幻滅して、ますますやる気がなくなります」

このように集中脳の人は、以前は気になっていたことも、周りが見えなくなってしまう人が多いです。

忙しいと周りが見えなくなるのは、隠喩としての表現ではなく、実際に有効視野が狭くなることが明らかになっています。この現象は、自分に迫っている危機を回避するために一点に集中することで起こり、危機が過ぎれば解除されるはずですが、交感神経系を働かせ過ぎると視野狭窄《きょうさく》が慢性化します。

慢性化した後、交感神経系の消耗によって抑制が外れて背側迷走神経系が前面に出ると、危機に対して過ぎ去るのをじっと待つ**フリージング現象**が起こり、体が動かなくなります。

例えば「家の掃除とか、気づいたときにやれとか言われるけど、疲れていると見なかったことにしています。見なかったことにしていることばっかりです」というように、徐々に見なかったことが増えてくることがあると思います。

この見なかったことにしている、がフリージング現象です。こうなってしまうと、改めて代謝活動を高めて課題を行うのはとても難しいです。このフリージング現象の原因である、慢性的な交感神経系の活動を先に防いでおく実験をしてみましょう。

交感神経系の活動を慢性化するのが、デジタル作業です。**パソコン、タブレット、スマホでの作業は、5分、15分、30分、最長でも90分で区切って、合間に手作業を入れてみましょう。**1つのことを思考する限界が4分半、やるべきことについて考えを巡らせるのが16分に1回、同じ姿勢を続けることで脳の血流が滞るのが30分、そして知的作業の限界が90分であることが明らかになっています。

これらのタイミングで席を立ってみましょう。すると、交感神経活動の低下で視野狭窄は解除され、見えていなかったものが目に入るようになります。ここで、片付けてしまいます。

急に目につくようになったのは、脳と体が課題に対応できるようになったというサインです。P58でご紹介したように、目に入ったときに、言語化するルートを手の動きにつなぎ替えてしまいましょう。

一旦手を動かすと、もっと片付けられる物がないかな、という考えに切り替わることがあります。気にはなっていたけど見えていなかったゴミを片付けられたことが、脳にとって「予期せぬ報酬」になり、片付ける行動が強化されているのです。そのまま片付けをしていると、中断した作業について、いいアイデアがひらめくことがあります。片付けのように手を動かしているとき、脳は、デフォルトモードネットワークが働き、考えをまとめているので、必要な情報が結びついてひらめきが起こるのです。

意図せずに目に入ったゴミと、意図して視野を広げたときに目に入るゴミでは、見つけた後の体の動きやすさがまったく異なります。後者では、見つけたことが報酬になる場合もあるので、そのまま片付けてしまうこともあります。自律神経の働きを意図的に誘導することで、フリージング現象を防ぎましょう。

第 7 章

「ご褒美脳タイプ」の解決策

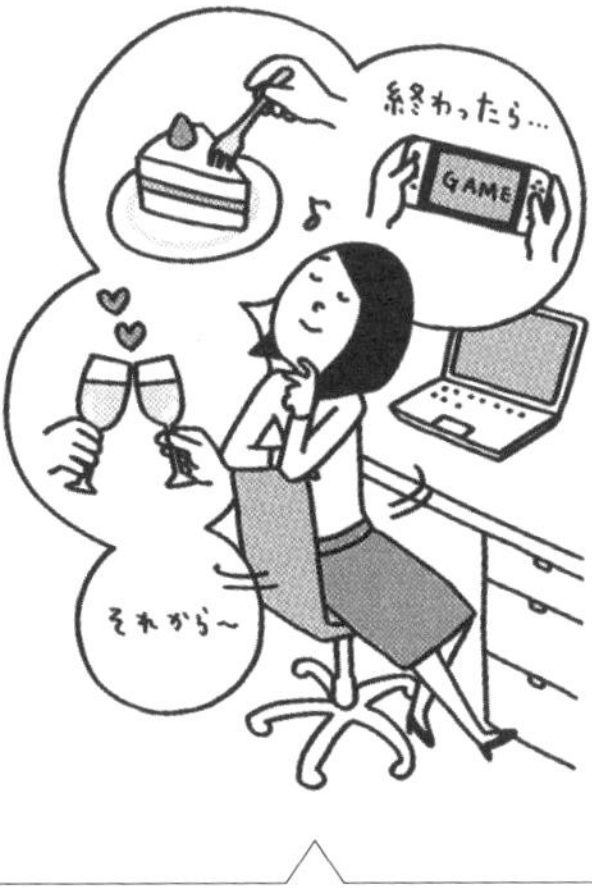

ごほうびのう【ご褒美脳】：ご褒美がないとやる気がでなくて先延ばし

ご褒美脳タイプの特徴

ご褒美脳の人はやるべきことをやる前に、その先の報酬によってやる気が左右され、楽しみがないと先延ばしをするのが特徴です。誰かを喜ばそうと行動するのに、思ったような反応が返ってこなくて、やる気が削がれる人もこのタイプです。

行動を起こす動機付けとして報酬を設定する習慣ができていると、報酬を設定すること自体が目的化してしまいます。報酬を得ることでやる気になるドーパミンは、予期しない報酬を得たときには大量に放出されますが、次に報酬を設定したときには、報酬が設定されたタイミングで大量に分泌され、達成したときには分泌されなくなります。さらに、設定した報酬が得られなかった場合には、通常よりもドーパミンレベルが低くなってしまいます。

結果的にご褒美に依存して課題を先延ばす脳が出来上がってしまうのです。

ご褒美脳タイプの解決ポイント

- ご褒美に依存していることに気づく
- 悪習慣、依存症を克服する習慣を身につける
- 競争ではなく共有を動機にする
- 社会の中の自分の位置づけを確認する

ご褒美脳
実験1

× 頑張った後に良いご褒美がないか探す

○ ご褒美が得られないとやる気ゼロになる

ご褒美脳の人はやらなければいけないことに対して真っ先に「これが終わったら○○しよう」とご褒美の設定から始めます。しかし、そこには**「報酬が得られないとやる気ゼロになる」という罠があることを知っておきましょう。**

予測した報酬が得られないと、ドーパミン系の機能は停止してしまいます。通常、ドーパミンは、毎秒3〜5回のペースで発火しています。興奮状態になると、発火ペースは毎秒20〜30回まで上昇します。ところが予測した報酬が得られないと、発火頻度はゼロになって、通常よりもやる気がなくなってしまいます。

また、**そもそもこのときにやりたいことが、達成後にやりたいことと同じとは限りません。**

例えば、子供のプレゼントを用意しようと欲しい物を聞き出して、誕生日までの用意しておき、いざ誕生日にプレゼントを渡すと「それじゃない」という反応をされたことがあるかもしれません。

これは、現在バイアスと呼ばれる現象です。現在バイアスの実験では、1週間後に果物とお菓子どちらが食べたいか、と聞かれて「果物」と答えた人に、1週間後にチョコレートケーキとリンゴを選択させるとケーキを選ぶ割合が高いことが明らかになっています。

問題は、今欲しい物と将来欲しい物が同じではないことを現時点では認識できないということです。

そうなると、ご褒美を考えていた時間が無駄になるだけでなく、予測した報酬が得られずに、今後はやる気がゼロになるという危険性があるのです。

ご褒美脳
実験2

× もっと驚きやわくわくが欲しい

○ 自分は何が報酬と感じるかを分析する

頑張った結果、特別手当が出た、上司から食事をご馳走になったなど、予想していなかった報酬を得ることもあるでしょう。

予想外の報酬を得ると、一時的になる気になります。ここで、次に自分に与える報酬を設定しているときにドーパミンが増えるようになります。「やりきったらこれができるようにしよう」と決めたタイミングで最もドーパミンが増えます。ところが、作業をやり切っていざ報酬を得ようというタイミングになるとドーパミンは増えません。

つまり、ドーパミンによるやる気は、あくまでも予想外の報酬を得たときに作用するのであって、そのやる気を自ら再現することはできないのです。

予想外の報酬をただの盛り上がりで終わらせないために、**予想外の報酬を得たという事態を、客観的に振り返ってみましょう。**

予想外の報酬を分析すると、自分にとって「何が」報酬になるのかが明確になります。普段褒められない人からただ褒められたことなのか、自分の行動について褒められたことなのか、自分の行動が他人の役に立ったことなのか。このように分析してみると、そもそも自分のモチベーションの源泉は何なのかがわかります。モチベーションの源泉がわかったら、それを満たす環境設定を意識していけば、やる気が起こりやすい環境をつくることができます。

ご褒美脳
実験3

×課題に飽きたら気分転換
○粘らずにこまめに課題を変える

ご褒美脳の人は気分転換という言葉に弱いです。頑張ったから気分転換をするというような、気分転換そのものをご褒美にする人もいるでしょう。

この気分転換はタイミングが重要です。

もし、集中が続くギリギリまで粘ってから気分転換をすると、気分転換の行動が強化されてしまいます。これは、ドーパミンの働きです。

粘って頑張って、飽きてきたところで別のことをすると、その刺激への注意が高まり、ドーパミンが増えて、さらにその刺激への期待が高まります。

つまり、ちょっとの気分転換のつもりが、別の行動にのめり込んでしまい、本来やらなくてはいけないことに集中できなくなってしまうのです。

ストップウォッチで気分転換の所要時間を計ったり、スクワットなど軽く体を動かして課題に戻るなど、戦略的に課題を区切ってみましょう。

気分転換から元の作業に戻ると、やり慣れた作業なので予測は立ちやすく、すんなり作業をすることができます。気分転換時に使われた脳内モードを切り替えることによって、作業を再開したときにアイデアがひらめきやすくなり、予想よりもはかどることが、予期せぬ報酬としてドーパミンを増やす条件になります。

こうすることで、本来やるべき作業のほうに、注意と期待が高まるのです。

ご褒美脳
実験4

×頑張って複数のことを同時にこなす
○シングルタスクをつくる

自分の行動を制御する方法を知るには、嗜癖行動のコントロールという極端な例を知ることが役立ちます。

ギャンブルや薬物に依存する嗜癖行動は、極端なご褒美脳です。これは、ワーキングメモリ能力が低下すると見られることが指摘されています。それに対して最近、ワーキングメモリ能力を向上させると、嗜癖行動のような行動の不具合が少なくなることが明らかになっています。

実験では、薬物依存の治療中の人に対して、ワーキングメモリトレーニングを行った結果、衝動的な行動をとることが有意に少なくなりました。将来のより大きな報酬より目の前の小さな報酬を選択してしまう嗜癖行動の確率が50％減ったのです。つまり、ワーキングメモリのトレーニングが、自分の行動制御に役立つということです。

ワーキングメモリを日常的にトレーニングするには、マルチタスクを避けて、脳に1つずつ課題を与えるようにします。

シングルタスクにすると、別の課題が割りこんだときに、その課題に注意を向けずに、頭の隅にストックしつつ目の前の課題を終わらせるという場面が出てきます。これがワーキングメモリを活用している場面です。脳内にストックできる容量を超えたマルチタスクを設定すると、ワーキングメモリが機能を果たせなくなり、課題が割り込むたびに注意が奪われてしまいます。自分の行動をコントロールするために、まずはシングルタスクを設定してみましょう。

ご褒美脳
実験5

× 気分がのるといろいろやりたくなる
○ 気分がのってきたら、やることをあえて減らす

ご褒美脳の人は、やる気になったときに、一気に別のことにも手をつけようとする傾向があります。

「確定申告をせずにずるずる先延ばしにしていたんですけど、申告したらホテルでランチするってことに決めたら急にやる気になって申請できました。そこからはテンションが上がって、通うかどうしようか迷っていた講座に申し込んだり、帰ってきてからも片付けとか始めちゃって……」このように話されていたと思うと、その2週間後には「夜に入浴するのが面倒になってだらだら横になってお菓子とか食べて過ごしてしまったら、なんだか最近何でも面倒くさくなって食事とか入浴もいいかげんになっています」と、こんな話をされることもあります。

ドーパミンによってつくられる高代謝状態は、とてもテンションが高い分、消耗が激し

いので、パフォーマンスは安定しません。ご褒美脳でご褒美を設定することが常になると、この激しいアップダウンを繰り返すことになりかねません。

アップダウンをゆるやかにするには、ワーキングメモリ能力を高める必要があります。この能力が高いほど、外部からの刺激に邪魔されず、視覚と聴覚の妨害を無視して、自分のやるべきことを完遂する力が高いことが明らかになっています。

本書でご紹介しているように、最も良いパフォーマンスを発揮できるのは、脳の覚醒が高くも低くもなく、中程度の状態です。これは、ワーキングメモリの能力も同じです。課題が単調過ぎても複雑すぎても、ワーキングメモリの能力は低下します。

ご褒美脳の人が、ワーキングメモリを自然に鍛えられる方法は、**気分が乗ってきたときには、あえてやることを1つ減らしてみることです。**「あれもこれもやりたい」となったときに、今動き過ぎてしまうと、後で極端に動けなくなる、と考えてみましょう。あえて1つ先延ばしにすると、脳の容量に余裕をつくることができ、極端な消耗を防ぐことができます。そうすれば、その後に極端に鎮静してしまうことも防がれるので、トータルでみると、行動力が高まります。

ご褒美脳
実験6

× ご褒美だから何でもやってよい
○ 達成後は体を動かしてスッキリ

何とかやる気を出すため、厳しい現状を打開するために「ご褒美でもないとやっていられない」という人もいるでしょう。

しかし、絶対に設定してはいけないご褒美があります。それは「ネットサーフィン」や「ダラダラとテレビを見ること」など、不要な情報を取り入れることです。

仕事などで重要な局面をクリアしたときは、脳内で新しい神経が生まれています。達成感で「興奮冷めやらぬ」という状態になり、休める時間になっても休まずに情報を仕入れたり、刺激を求めるときは、新しく生まれた神経が、やたらに発火して活発に働き過ぎているのです。

ただ、この興奮を行動で促進してしまうと、神経が疲弊して、極端にやる気がなくなってしまうことがあります。昨日の夜までは気分が高ぶっていたのに、朝になったらぐったり疲れていてやる気が起こらない、というのはこのせいです。

それを解決するにはＧＡＢＡ作動性ニューロンという神経を利用します。神経が新しく生まれたときには、その過剰発火を防ぐために、神経の活動を抑制する神経も生まれます。それが、ＧＡＢＡ作動性ニューロンです。

ＧＡＢＡ作動性ニューロンは、体を動かしたときに増えやすいので、気分が高ぶっているときは、ネット閲覧より、体を動かしてみましょう。筋トレやストレッチ、ヨガなどで体を動かすと、高まった気分で集中できますし、終了後には、スッキリと気持ちが静まっていくことが体験できると思います。

ご褒美脳
実験7

× ストレス発散にネットサーフィンをする
○ 目的の共有にネットを使う

ご褒美脳の実験6で挙げた「ネットサーフィン」や「ダラダラとテレビを見ること」はストレス発散どころか、却ってストレスを増幅してしまうこともあります。

特にやりたいことができない、親しい人と会えないなど、行動を抑制されたときのストレスは腹側迷走神経系の抑制が利かず、交感神経系が過剰になって、イライラしたり、攻撃的になったりしがちです。

そのストレスを発散しようとネットサーフィンをしても気持ちがスッキリするわけではありません。むしろ、ニュースや他人の投稿にイラ立ったり、投稿や自分のコメントへの反応を監視し続けて、ＳＮＳ疲れに陥ることが多くなります。

そんなときは、自律神経の仕組みに従ってネットを使ってみましょう。

講座の受講や、共感している人の文章や動画を観る、目的を共有できるコミュニティに入ってみるなど、オンラインで場や目的の共有をしてみましょう。

社会の中での自分の位置づけや大きな目標を共有できると、腹側迷走神経系の抑制が利いて、ストレス反応が軽減されます。

社会の中の自分の位置づけのことをソーシャリゼーションと呼びます。実際に人と会うコミュニケーションに比べて、オンラインでは、ソーシャリゼーションを得られにくいということが指摘されている一方、リアルな人間関係に比べて、ネット上では遠く離れていても、考えや目的を共有できる相手を見つけて関係を築きやすいという点も指摘されています。

ネット上で自ら情報を選択し、自らの社会をつくっていきましょう。

第8章

「お寝坊脳タイプ」の解決策

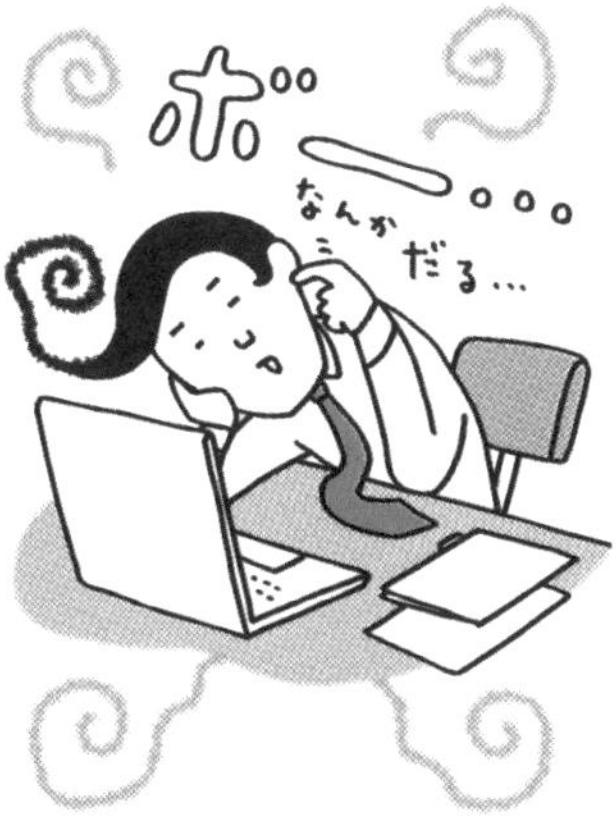

おねぼうのう【お寝坊脳】：元気がなくて何もする気にならず先延ばし

お寝坊脳タイプの特徴

お寝坊脳の人はとにかく面倒くさい、やる気が起きない、やるべき場所で取り組む姿勢にすらならないのが特徴です。これは睡眠不足、あるいは質の悪い睡眠による脳の覚醒の低下が原因です。

脳の覚醒が低下していると、食事や入浴などの、生活行為さえも面倒くさくなってしまいます。課題中に寝落ちしてしまったり、眠るつもりもないのにいつの間にかうとうと眠ってしまうこともあります。睡眠を欲しているのではなく、脳の覚醒が高まる場面と低くなる場面がミスマッチになっているので、適切なタイミングで覚醒が高まるリズムと場面設定をつくる必要があります。

お寝坊脳タイプの解決ポイント

- 睡眠の質を上げる
- 脱水を防ぐ
- 14時から15時に考え事タイムをつくる
- アウトプットに時間を割く

お寝坊脳
実験１

×先延ばしをしないよう寝ないで頑張る
○しっかり眠って脳を整える

先延ばしをした挙げ句、夜になってから「これ以上は先延ばしをしない」と寝ないで頑張ってしまう人がいます。しかし、寝ないで頑張ることは、かえって先延ばし脳をつくる原因になってしまいます。

睡眠が不足していると、扁桃体の活動が活発になります。通常、扁桃体は前頭葉から抑制を受けて働きを調整されているのですが、睡眠が不足すると、前頭葉の抑制が解除されてしまいます。

Ｐ68で説明した通り扁桃体は、ある刺激を受けたときに、その刺激が自分にとって害になるかそうでないかを瞬時に判断し、それに対抗できる体をつくる役割を担っています。扁桃体が過剰に活動すると、何でもないことにも敏感に反応するようになります。

例えば、同居している人が部屋のドアをバタンッと閉めたら、「1日何もせずに一体何をやっていたんだ」と思われている、と勘繰ってしまう。このように、相手のしぐさや言動を自分への非難だと受けとってしまうと、客観的にはとても平和な環境でも、強いストレスを受けている、と感じるようになってしまいます。無駄にストレス反応を起こさないようにするためには、扁桃体の活動を正常化する必要があり、それには、睡眠を整えることが一番手っ取り早い方法なのです。

睡眠は、脳の働きがそのまま成果として表れる現象です。そして、昼間の行動に比べて、意識もなく、覚えてもいないことなので、自分の睡眠でありながら、自分とは切り離してとらえやすく、脳が上手に眠れるように誘導しつつ、その後は脳に任せる、というメタ認知が使いやすいです。

睡眠外来では、最初は「眠れない」など、直接睡眠に関するお悩みに対して解決策を提案していくのですが、その本当の目的は、自分の睡眠の変化を観察し、それに合わせて最適な行動をとれるようになることです。

睡眠が整っていくにしたがってメタ認知力も高まり、メタ認知力が高まると、睡眠だけにとどまらず、昼間の行動でも先延ばしが減っていきます。

眠ることは、休むこと、という認識があるかもしれませんが、最適な脳の覚醒をつくっていくのに、一番効率良く結果を出せる行為が、睡眠です。本章では、眠ることは脳を変えるツールである、と位置付けています。

睡眠を変えることは、誰でもすぐに実行でき、睡眠が変われば脳の働きが変わることも自覚しやすいです。

お寝坊脳
実験2

× 集中しているときは水分をとらない
○ 1時間ごとに180㎖の水分補給

ぼんやり集中できないときには、脱水していることが多いものです。マスクの着用で口の渇きに気づきにくくなっていたり、仕事などで過度に集中していると、水分をとらなくなります。脳の栄養は、血流によって運ばれてくるので、脱水すると栄養の運搬能力が低下してしまいます。

脳に安定して栄養を供給するための水分補給の目安は、1時間ごとに180㎖程度、つまりコップ1杯程度の水分の補給が必要です。なかなか気分が乗らずにネットを見続けてしまっていたら、まず脱水を疑い、席を立って水分補給をしてみましょう。席に戻ると気分が変わっているはずです。気分が乗るのを待つより、脳に栄養を届けたほうが簡単に集中力を高めることができます。

お寝坊脳
実験3

×座りっぱなしで作業する
○運動と作業を繰り返す

ずっと座りっぱなしでは、眠気もイライラも襲ってきて生産性が低下します。

運動によって、脳の覚醒は高まり、集中力も高まってストレス反応が減ることが明らかになっています。そこで、脳に栄養分を届けるために30分ごとに運動を挟んでみましょう。

リモートワーク中に眠気で悩まされるとき、眠気対策が後手に回ると、悪循環を引き起こしてしまいます。眠気を我慢していて限界になってうとうとする→うとうと眠った後も眠気が残り、いつまでもぼーっとする→日中にうとうとしたことで、夜になっても眠気がなく、寝つきが悪く、睡眠の質が低下する→また翌日の仕事中にも眠くなってしまう。

この悪循環から脱却するために、脳の覚醒を管理するという発想で軽く運動をしてみましょう。

スクワット5回程度の軽い運動をすると、ドーパミンという神経伝達物質が増えます。

ドーパミンは、大脳の前のほうに位置する前頭葉に広範囲に投射されて、大脳の覚醒度を高めます。

同時に、大脳の余計な神経活動を抑制するので一時的に集中力が高まるのです。

座ったままで作業をし続けると、30分程度で脳の血流が滞ることが明らかになっています。脳の栄養供給が滞れば、その働きが低下してしまいます。

そこで、30分を作業の区切りにして、30分経過したら立ち上がり、5回スクワットしてまた作業に戻る。

これを繰り返すと、脳の生産性のキープと眠気対策を同時に行うことができます。

お寝坊脳
実験４

×　無理やり早起きする
○　現在の起床時間にスッキリ起きられるようにする

脳をしっかり目覚めさせるために、睡眠と覚醒のメリハリを強調していきます。

１日は24時間ですが、その24時間の中で、いつから１日が始まるかは、みんなそれぞれ違います。何時から何時までが１日なのか、つまり、起きている時間帯と眠っている時間帯はどこになるのかが異なります。起きて眠る、という毎日繰り返される周期の中のある局面を位相《いそう》と呼びます。眠る時間帯が前にずれて早起きしたら「位相が前進した」、夜更かしをして朝寝坊したら「位相が後退した」といいます。

「朝５時に起きる早起き生活に変えたい」と希望した場合、やりたいことは、「位相を動かしたい」ということになります。位相を動かすには、手順があり、手順を知らずに位相を動かそうとするとうまくいきません。やみくもに朝５時にアラームをかけても、５時に起きられるようにはならないのです。

位相を動かすには、次の3つの手順があります。

①位相を固定させる
②振幅を強調する
③位相を動かす

次の実験で1日の周期を整えてみましょう。

①位相を固定させる実験
コアタイムを5時間つくる

まず1週間の睡眠を振り返り、だいたい何時頃に就寝して何時頃に起床しているか調べてみましょう。1週間のうちで、必ず眠っている時間帯のことを、睡眠コアタイムといいます。**睡眠コアタイムは、1週間のうちで最も遅く入眠した時間から最も早く目覚めた時間までです。**例えば、平日は0時ごろに眠って7時に起床する生活をしていて、週末には朝4時から昼の12時まで眠っていたとします。この場合の睡眠コアタイムは、朝4時から7時までの3時間、ということになります。

睡眠コアタイムが短いと、睡眠と覚醒の落差が少なくなります。この落差のことを「振幅」といいます。振幅が低くなると、睡眠と覚醒の差が曖昧になるので、昼間はぼーっとしていて、夜はぐっすりと眠れない、という状態になります。この状態で「朝5時に起きよう」と位相を動かそうとしても、一時的には起きられてもすぐに二度寝をするようになってしまいます。

位相を固定させるには、睡眠コアタイムを最低5時間つくる必要があります。先ほどの例のように、平日の睡眠不足を解消しようと週末の昼間に寝だめをした場合、コアタイムに重なっていない時間に眠ってしまったので、昼間の眠気は増し、夜になっても眠気を感じなくなってしまいます。どんなに不規則でも、この時間帯だけは眠っていることが多い、という時間帯があるはずです。まずは、休日を使って、できるだけその時間帯に重なるように眠ってコアタイムを長くつくってみましょう。

同様に、絶対に眠っていない時間帯もつくっていきましょう。週末に寝だめをしたとしても、睡眠の限度の時間帯を決めて、その時間帯以降は眠らない、と睡眠をブロックしましょう。日中はできるだけ居眠りや仮眠をすることを避け、仮眠をする場合は、30分以内にしてみましょう。

②振幅を強調する実験

光のリズムと体温のリズムを調節する

コアタイムを5時間以上つくることができたら、次は、その時間帯にぐっすり眠ってスッキリ起きられるように、睡眠と覚醒のメリハリを強調します。強調するために用いる生体リズムは、次の2つです。

メラトニンリズム：1日の長さを決めるメラトニンという物質がつくるリズムで、光の明暗によって強調することができます。朝は、目覚めたら窓から1m以内に入り、脳に光を届けましょう。窓から1m以内ならば10分程度、ベランダに出れば1分程度でメラトニンを減らすことができます。メラトニンは、日没後に暗くなると増えていき、起床の16時間後に眠気が感じられるまで増え続けて、入眠して3時間後にピークになります。この増減の幅が振幅です。朝に強い光でメラトニンを減らすほど、夜は増えやすくなり、夜に真っ暗な環境をつくってメラトニンを増やすほど、朝は減りやすくなり決まった時間に目覚めやすくなります。まだ位相を動かしていない時点では、昼頃に起床するという場合もあると思います。朝の光にこだわる必要はないので、時間帯にかかわらず目覚めたら窓ぎわ1m以内かベランダに出て、夜は就寝3時間前からを目安に、意図的に暗い場所にいる時間をつくってみましょう。

深部体温リズム：深部体温とは、内臓の温度のことで、人間は内臓の温度が高くなると元気になり、低くなると眠くなります。深部体温は、起床11時間後に最高になり、そこから体温が下がって起床の22時間後に最低になります。この振幅を強調するために、起床11時間後には、スクワットなどの筋トレをしてみましょう。5〜10回程度の軽い運動で充分ですが、頻度が重要で、1週間のうち4日以上が目安です。

朝の光と夜の暗さ、夕方の体温のピークが強調できると、就寝前にあくびが出るほどの眠気を感じるようになります。週4日以上、就寝前に眠気を感じるようになると、睡眠の質が変わっていき、目覚めたときに、頭や体が軽くなっているようなスッキリ感が得られるようになります。

これでようやく、位相を前進させることができます。

③位相を動かす実験

実際に起きられた時間に合わせてアラームをかける

実際に起床したことがない時間帯にアラームをかけるのではなく、事実起床できた時間にアラームをかけるようにすると、徐々に早起きができるようになります。脳は、体を起こすために起床の3時間前から、高代謝状態をつくる準備をしているので、その準備の途中でアラームを鳴らすと作業が邪魔されてしまい、スッキリ起きられなくなってしまいます。

前日に起床した時間が午前10時の場合、その晩は、10時にアラームをかけて、「10時に起きる」と頭の中で3回唱えて眠りましょう。起床時間が言語化されると、起床準備をするコルチゾールというホルモンが増えやすく、目覚めやすくなります。睡眠という作業のゴールを明確に設定することで、低代謝状態から高代謝状態への準備を助けます。すると、翌朝は、9時50分くらいに目覚めることがあります。そうしたら、その晩は、9時50分にアラームをかけてみましょう。翌朝9時30分に目覚められたら、次はその時間にアラームをかける。このように、分単位で実際に起床できた時間にアラームをかけていくと、早く起床できるようになっていきます。

お寝坊脳
実験5

×就寝時間をそろえる
○眠気があったら数分でも早寝する

単純に睡眠量の不足だけでも、扁桃体や海馬の活動に不具合が生じて先延ばし脳がつくられてしまいます。忙しい中でも睡眠時間を増やすには、累積睡眠を増やすという方法が役立ちます。

例えば、0時に就寝している人が23時45分に眠った、とします。1日ではたったの15分睡眠が増えただけですが、この15分の早寝を1ヵ月続けることができたら、全部で7・5時間の睡眠を余分に稼いだことになります。

就寝時間を守ろうとすると、無自覚に累積睡眠が減って睡眠不足になりがちです。そろえるべきは、就寝時間ではなく起床時間です。平日と休日の起床時間をそろえた上で、数分でも早寝をし、睡眠コアタイムを延ばす。これが、睡眠を整える、ということです。

お寝坊脳
実験6

×「今日もなんにもやらなかった」と後悔する
○ 学習性無力感を起こさせない

　どうにもできない状況になると、その状況を受け入れてしまう。これは、学習性無力感と呼ばれます。「もしかしたらできるかも」という期待感をつくるドーパミンの作用で、一旦はやる気になったものの、「もしかしたら」というあいまいな予測では具体的な行動を企画することができなかった、あるいは期待した結果にならなかったことでドーパミンは著しく低下し、やる気が失われます。

これが日常的に繰り返されていると、やる気が低下する仕組みが学習されていき、あらゆる課題に対して「どうせできない」という無力感を抱くようになってしまうのです。

　学習性無力感とは、最初から無力なわけではない、ということです。無力になることを学習させてしまった原因は、予測が立ちにくい課題設定です。予測が立ちやすい課題設定をすれば、「もしかしたら」が「これならできそう」に変わり、ドーパミンによってつくられた期待だけでなく、実際に出来たことでセロトニンによる満足感を得ることができます。

そこで、課題を細かく区切る実験をしてみましょう。

小さな実験で課題を切り刻めば、「これならできる」を積み上げていくことができます。

時間で刻む：作業の質は問わずに、5分だけ作業する

課題で刻む：資料を読んでつくる作業を、読む作業だけ独立させる

作業量で刻む：内容にこだわらずに1000文字だけ書く、というように分量を決める

このように、ちょっとだけ頑張ればできそうというラインで課題を設定すれば、学習性無力感を引き起こさずに済みます。

おわりに

先延ばしを防ぐ小さな実験について、早速、試していただけましたか？

少し行動を変えてみただけで、何もやらなかった……というストレスから離れていることに気づけたのではないでしょうか。


本書では、実効性を高める目的で先延ばし脳を8タイプに分けて、それぞれに合った実験を提案してきました。

ただ、8タイプすべてに異なる実験が必要なわけではありません。P35で示した関係図の中で、脳の状態は場面によって変わります。

ですから、覚醒度の低い④武勇伝脳の人にとって、⑦ご褒美脳や⑧お寝坊脳の実験の中にも、しっくりくるものがあるかもしれません。タイプ分類で自分の脳の現在地を大まかに把握した上で、自分がやってみたい、これならやれそうと思える実験から試してみてください。

「なにもできなかった」という罪悪感で悩んでいる方に、外来や研修で小さな実験を提案し、実行してもらうと、「楽しくなってきた」と話されることがあります。

脳は、簡単過ぎることでも難し過ぎることでもやる気を失います。脳がやる気になるのは「ちょっと頑張ればなんとかなりそう」というレベルの課題設定です。50％はできそうだけど、残りの50％はやってみないとわからない。このレベルの課題に取り組むと、「楽しくなってきた」と感じられます。

これは、発達の最近接領域と呼ばれ、脳が成長していくための課題設定条件です。小さな実験は、退屈過ぎたり、プレッシャーがかかり過ぎる日常の課題を、発達の最近接領域に設定し直す意図があります。どんな課題でも分解することはできるので、これからは、小さな実験を自分で用意していくこともできると思います。

小さな実験なのに、「結局できなかった……」と落ち込んでしまうこともあるかもしれません。取り組むことができなった場合は、行動の要素を別の行動で満たしたり、順番を入れ替えてみましょう。

例えば、課題の前に5分だけ運動してみる、ということができなかったら、5分のエクササイズ動画を流したり、ゲームを使ってもいいと思います。小さな実験そのままを実行できなくても、要素が満たされていれば良いので、これまで自分がやっていることの中から似通った行動を割り当ててみると、それでも良いという感覚が得られると思います。

また、「習慣化できなかった……」と落ち込むこともあるかもしれませんが、そもそも習慣化する必要はありません。小さな実験は、脳内のルートのつなぎ替えであり、そのルートを確定していくことは狙っていません。

望まない行動のルートが固定してしまうのを防ぐために、細かくルートのつなぎ替えをしていくことを狙っています。細かなつなぎ替えが続くと、あるときそれが1つのパターンとなり新しいルートがつくられます。これは脳が自動的に行うことなので、脳にゆだねてみましょう。

本書を通して、自分への罪悪感で苦しむ人が少しでもラクになり、自分の人生が「楽しくなってきた」と感じられることを願っています。

菅原洋平（すがわらようへい）

作業療法士。ユークロニア株式会社代表。アクティブスリープ指導士養成講座主宰。国際医療福祉大学卒。国立病院機構にて脳のリハビリテーションに従事したのち、現在は、ベスリクリニック（東京都千代田区）で薬に頼らない睡眠外来を担当する傍ら、生体リズムや脳の仕組みを活用した企業研修を全国で行う。2020年からはすべての活動をオンラインで行い、リモートワークにおける生産性向上の研修にも取り組み、その活動は、テレビや雑誌などでも注目を集める。主な著書に、13万部を超えるベストセラー『あなたの人生を変える睡眠の法則』、12万部突破の『すぐやる！行動力を高める科学的な方法』など多数。

「やらなきゃいけないのに なんにも終わらなかった……」がなくなる本

2021年6月10日　第1版　第1刷発行

著　　者　菅原洋平
発 行 所　WAVE出版
〒102-0074 東京都千代田区九段南3-9-12
TEL 03-3261-3713　FAX 03-3261-3823
振替 00100-7-366376
E-mail: info@wave-publishers.co.jp
https://www.wave-publishers.co.jp

印刷・製本　音羽印刷株式会社

NDC361　200p　19cm　ISBN 978-4-86621-346-0